newLearners'
Technical guide to the Transesophageal Echocardiography

by

Yukihiko Momiyama
Memori Fukuda
Masashi Kanno

A volume of nLTG series

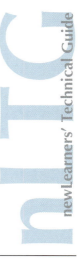

newLearners'
経食道心エコー法
テクニカルガイド

著　樅山　幸彦 ■ 福田　芽森
　　国立病院機構東京医療センター循環器科

　　神野　雅史
　　東京都済生会中央病院臨床検査科

診断と治療社

newLearners' Technical Guide

はじめに

　本書の前身である「経食道心エコー法マスターガイド」（診断と治療社，1998）を出版してからやがて20年になる。当時は経食道心エコー（以下，TEE）の教科書やガイドラインといったものはほとんどなく，筆者自身は心エコーの専門医ではなかったが，当時，TEEを学ぼうとしていた同僚のために，数少ない文献と自身の経験をもとに作成したものだった。幸いにも簡潔な入門書として好評をいただき，刷を重ねられたうえ，2008年には一度改訂することもできた。

　以前は心エコー専門医のみが施行するTEEであったが，近年では心房細動のカテーテルアブレーション治療が普及し，左房内血栓の有無の評価にTEEを行なうことが非常に多くなった。そうした流れの中で，経胸壁心エコー（TTE）に加えてTEEをこれから学ぼうとしている若手医師や検査技師が増えている現状がある。

　今回，日常診療の合間に短時間でTEEのエッセンスをマスターできるように「newLearners'経食道心エコー法テクニカルガイド」として装いを新たにした。できるだけわかりやすい図を用い，具体的技術や必要な知識を簡潔に記載するよう心がけた。TEE初心者の方々にこの本が少しでも役に立ち，TEEがさらに普及，発展することを期待するものである。

　2017年3月

樅山　幸彦

　国立病院機構東京医療センター循環器内科に赴任してもう11年になろうとしている。毎年，数名の後期研修医諸君がおとずれ，そして，巣立ってゆく。後期研修の期間には，心電図，心エコー，ホルター心電図，心臓カテーテル検査など，学ぶべき循環器検査法は多い。TEEの習得にこの薄っぺらな本を役立てていただければ幸いである。

目　次

I　経食道心エコーの基礎　　　1

1. 経食道心エコーの手技 2
- A.　経食道心エコーとは　2
- B.　適応と禁忌　3
- C.　検査手技　4
- D.　合併症　7

2. 基本的断面像 8
- A.　Gain の調節　8
- B.　断層法の基本的横断像　8
- C.　基本的横断像とその位置での縦断像　11
- D.　心房中隔の描出　15
- E.　大動脈の描出　16

3. ドプラ法 18
- A.　ドプラ法の種類　18
- B.　連続波ドプラ法での血流速度の計測　19

II　疾患各論　　　23

4. 弁膜症（Valvular Heart Disease：VHD） 24
- A.　僧帽弁狭窄症（Mitral Stenosis：MS）　　24
- B.　僧帽弁閉鎖不全症（Mitral Regurgitation：MR）　　30
- C.　僧帽弁逸脱症（Mitral Valve Prolapse：MVP）　　35
- D.　大動脈弁狭窄症（Aortic Stenosis：AS）　　40
- E.　大動脈弁閉鎖不全症（Aortic Regurgitation：AR）　　45
- F.　感染性心内膜炎（Infective Endocarditis：IE）　　49
- G.　人工弁機能不全（Prosthetic Valve Dysfunction）　　52

newLearners' Technical Guide

5. 心臓の腫瘍（Cardiac Tumors） 55
- A. Normal Variants　55
- B. 心臓腫瘍（Cardiac Tumors）　56
- C. 左房内血栓（LA Thrombus）　57
- D. 心尖部血栓（Apical Thrombus）　60
- E. 塞栓症の原因（Cardiac Sources of Embolism）　60

6. 大動脈疾患（Diseases of the Aorta） 64
- A. 大動脈解離（Aortic Dissection）　64

7. 先天性心疾患（Congenital Heart Disease：CHD） 69
- A. 心房中隔欠損症（Atrial Septal Defect：ASD）　69
- B. 心室中隔欠損症（Ventricular Septal Defect：VSD）　74
- C. エプスタイン奇形（Ebstein's Anomaly）　77

8. 冠動脈疾患（Coronary Artery Disease：CAD） 79
- A. 冠動脈病変　79
- B. 壁運動異常（Wall Motion Abnormalities）　80

9. 心膜疾患（Pericardial Disease） 83
- A. 収縮性心膜炎（Constrictive Pericarditis）　83

参考文献 85

索　引 87

本書記載の製品名は一般に各開発メーカーの商標または登録商標です.
本文中では，"TM"ないし"®"のマーク表示を省略いたします.

newLearners'
Technical guide to the Transesophageal Echocardiography

I. 経食道心エコー法の基礎

Fundamentals of Transesophageal Echocardiography

I. 経食道心エコー法の基礎

1 経食道心エコーの手技

A 経食道心エコーとは

　通常の経胸壁心エコー（transthoracic echocardiography：TTE）では胸壁上に探触子を置いて心臓内に超音波を投入し，心臓の断面像を得る。しかし胸骨，肋骨や肺などの障害物のために良好な画像が得られないことも多い。特に体の背部に位置する左房，肺静脈や下行大動脈は詳細な情報を得ることが難しい。

　経食道心エコー（transesophageal echocardiography：TEE）では先端に探触子を取り付けた直径 1cm 弱の経食道プローブ（probe）を食道内に挿入し，食道の内側より心臓に超音波を投入する。食道と心臓は近接していて障害物がなく，5.0 MHz の高い周波数の探触子を用いて極めて良好な心臓の断面像を得ることができる。しかし経胸壁心エコーとは異なり，経食道心エコーは内視鏡的技術を必要とするとともに多少とも侵襲的検査であるため，適応や手技には注意を要する。

　経食道プローブはシングルプレーン（single plane），バイプレーン（biplane），そしてマルチプレーン（multiplane）へと開発が進んだ。当初の single plane ではプローブの軸に直角の横断像（transverse view）しか描出できなかったが，biplane では横断像だけでなく軸に平行の縦断像（longitudinal view）も描出可能となった。しかし現在では multiplane（図 1-1）が主流となり，操作ダイヤル近くのボタンで断面が 0～180 度まで回転し，ボタン操作一つであらゆる断面像が描出できるようになった。0 度がプローブの軸に直角の横断像，90 度が軸に平行の縦断像に相当する。

経食道心エコーの手技　1

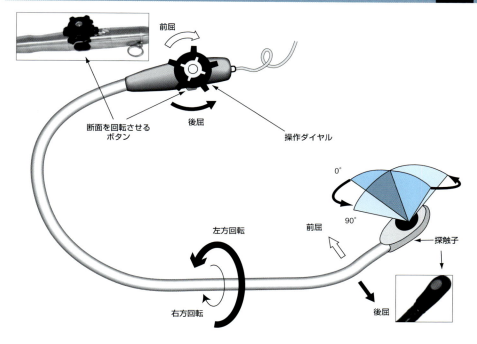

図 1-1　経食道プローブの操作（multiplane）

B　適応と禁忌

1．適　応

　　通常の経胸壁心エコーとは異なり，経食道心エコーでは体の背部に位置する左房，肺静脈や下行大動脈を鮮明に描出しうる。そのため経食道心エコーは左房内血栓および心臓内腫瘍の診断，弁膜症の評価（特に僧帽弁や人工弁），弁の疣贅や弁輪部膿瘍の有無，心房中隔欠損および肺静脈環流異常の診断，胸部大動脈疾患の診断に有用である。さらに術中および人工呼吸器装着中の心機能のモニターにも使用される。

I. 経食道心エコー法の基礎

2. 禁　忌

　　原則禁忌は食道・胃疾患（食道狭窄，食道静脈瘤・潰瘍，食道裂孔ヘルニア，胃・食道手術後），頚椎可動性低下のある例である。病歴より食道疾患が疑われる場合には，検査に先立って上部消化管内視鏡を施行するか消化器専門医に相談しておく。

　　抗凝固薬，抗血小板薬服用中あるいは出血傾向のある患者は禁忌ではないが，プローブ操作による出血性合併症が懸念され，プローブ操作は慎重に行う必要がある。特にプローブで口腔内を傷つけて出血させないように注意する。当然，指示に従えない非協力的な患者は禁忌となる。また重症高血圧症や呼吸不全，脳卒中例では適応を慎重に検討する。

C　検査手技

1. 検査前チェック

　　経食道心エコーではプローブを食道内に挿入するため，患者は多少とも苦痛を感じる。苦痛の程度に応じた鎮静剤投与を検討するとともに，検査は長くても 10 分以内に終了すべきである。限られた時間内に検査を終えるには，前もって経胸壁心エコーを施行して，心臓の情報を収集しておくべきである。また操作時間が長くなると探触子の温度上昇から食道粘膜損傷の危険が生じる。検査を依頼する医師はまず経胸壁心エコーを施行して経食道心エコーの適応を判断し，施行する医師は経胸壁心エコーの検査結果を確認しておく。

2. 前処置

　　誤嚥の危険性を少なくするため，検査前 4 時間は禁飲食とする。抗菌薬の予防的投与は菌血症の危険性が低いため，現在では不要とされる。

　　検査では咽頭反射（催吐反射）を抑制するため，局所麻酔としてゼリー状の 2%キシロカインビスカス大さじ 1 杯を 5〜10 分間ほど口に含ませて口腔内を麻酔した後，飲み込んでもらう。その後，8%キシロカインスプレーを数噴きして，嘔吐反射の強い後咽頭壁をさらに麻酔する。若年者ほど咽頭反射が強いことが多く，しっかり局所麻酔しておく。

経食道心エコーの手技　**1**

3. 鎮静剤・抗コリン剤

　　　検査についての十分な説明が安心感をもたらす。検査中はなるべく体の力を抜いてゆっくり呼吸すること，検査は 10 分以内に終了することを話しておく。鎮静剤は必須ではないが，咽頭反射の強い例，過度に緊張した例や大動脈解離例では鎮静剤を投与する。その際は持続時間の短いミダゾラム（ドルミカム：1A=10mg）を生理食塩水 10 mL に希釈し，まず 2 mg（2 mL）を静注，ウトウトする程度まで 1～2 mg ずつ追加する。ただし投与量は鎮静度だけでなく，年齢や状態に応じて適宜調整する。

　　　唾液分泌抑制（抗コリン）剤は頻拍発作を誘発することがあり，通常は投与しない。口元に防水シートやガーゼを敷き，膿盆を設置しておく。誤嚥を防ぐため，口に溜まった唾液は出すように指示しておく。

4. プローブの操作 （図 1-1 参照）

　　　近年，経食道心エコーでは感染の予防と残留した消毒液による粘膜損傷を予防するため，ディスポーザブルのプローブカバーを付けることが推奨されている。カバーの装着法は各製品の使用方法に従う。

　　　プローブは右手で先端近くをもち，左手で操作ダイヤルをもつ。操作ダイヤルは図 1-1 のように通常 2 個あり，内側（大）のダイヤルはプローブの先端を前後屈させ，外側（小）のダイヤルはプローブの先端を左右に曲げる。現在は操作ダイヤル近くのボタンで断面を 0～180 度まで回転できる multiplane プローブが一般的である。そのため，外側のダイヤルで左右に曲げる必要はほとんどなく，プローブの挿入時だけでなく検査中も外側のダイヤルはロックしておく。一方，内側（大）のダイヤルはプローブを進めたり戻したりする時には必ずフリーの状態にしておき，断面像を調節する時には，このダイヤルで必要なだけプローブの先端を前後屈させる。左右に断面像を調節したい時はプローブ自体を左右方向に回す。

　　　検査ではまずプローブを適当な位置まで進めた上で，プローブ自体を左右方向に回し，観察したい心臓の部位を画面の中央におく。そして操作ダイヤル近くのボタンで断面を回転させ，見たい断面像を選択する。内側（大）のダイヤルでプローブの先端を前後屈させ，さらに断面像を調節する。やや前屈ぎみにすると食道壁と探触子の接触がよくなる。なお成人では門歯からおよそ 30cm の位置で左房レベルに達する。

I. 経食道心エコー法の基礎

5. プローブの挿入

　　被検者は左側臥位にて膝を軽く曲げ，肩から首の力を抜いて首をやや前屈した状態にする。心電図の電極をとり付け，検査中は心エコー図の画面上で心電図をモニターする。通常血圧測定は不要だが，大動脈解離例や鎮静剤使用例などでは経時的に血圧を測定する。酸素飽和度もモニターできるとよい。義歯は必ず外してもらい，マウスピースを軽く噛んでもらう。

　　検者は右手でプローブの先端近くを持ち，左手で操作ダイヤルを持つ。挿入をスムーズにするため，また食道壁と探触子の接触がよくなるように，プローブの先端にキシロカインビスカスを塗る。プローブを食道内に挿入するには，左右に先端が振れないように外側（小）のダイヤルはロックしておき，内側（大）のダイヤルでプローブの先端を少し前屈させた状態で，後咽頭に向けて門歯より 15〜20cm ほどゆっくり進める。後咽頭にプローブ先端が達したら，内側のダイヤルは前後屈方向にはフリーの状態にし，プローブの先端を軽く押しつけながら，被験者に唾液を飲み込むような嚥下運動をしてもらうと，食道内に抵抗なく入る。しかし先端が食道入口部より離れていると，逆に押し戻される。その際はプローブの先端をさらに数 cm 進め，再度嚥下運動を促してみる。抵抗の強い場合は無理にプローブを押し込まず，検査中止も検討する。無理にプローブを押し込むと，咽頭後壁を穿孔しうるので注意する（特に高齢者や鎮静中）。

　　なお経食道心エコーを学ぶには内視鏡専門医のもとで，上部消化管内視鏡を通してプローブの挿入や操作を習得することが役に立つ。熟練すればプローブの挿入ができないケースは 1% 程度である。

6. 検査後処置

　　検査終了後は上部消化管内視鏡と同様に，局所麻酔の効果が消えるまで 2 時間は食べたり飲んだりしないように指示する。鎮静のためにミダゾラムを投与した場合は，必要に応じてフルマゼニル投与による拮抗を行う（特に外来患者）。拮抗する場合は，フルマゼニル原液（アネキセート）0.2 mg（2mL）を初回投与し，覚醒するまで追加投与する（総投与量は 1 mg/10mL）。

経食道心エコーの手技　**1**

7.　プローブの洗浄方法

　　　検査終了後，プローブカバーは破棄し，水道水でプローブを 80 cm程度まで水洗いしてゼリー等の付着物をよく落とす。唾液や血液が付いていないか確認し，プローブの洗浄した部位（80 cm程度）をフタラール製剤（ディスオーパ消毒液 0.55％）に浸して 5〜10 分間消毒する。その後，残留した消毒液による粘膜損傷を防ぐため，少なくとも 15 分間の流水洗浄を行なう。洗浄後はプローブが曲がらないように，持ち手側を支持具に掛ける形で内視鏡のように保管する。

D　合併症

　　　心室頻拍，心房細動や房室ブロックといった不整脈，さらに気管支攣縮や低酸素血症といった合併症が稀に報告されているが，検査による致命率は 0.01％とされる。食道穿孔についても経食道プローブは盲目的に挿入するが，先端は鈍であるため，胃内視鏡よりその危険性は少ない。無理な力で挿入することなく，熟練した医師が行う限り，危険性はゼロに近い。しかしながら，経食道心エコーの技術を維持するには年間 50 症例は行うべきとされる。

I. 経食道心エコー法の基礎

2 基本的断面像

A Gain の調節

　経胸壁心エコーと同様に，断層法の適切な gain 設定としては，心室の内膜はしっかり見えるが心室内は白くキラキラしない程度がよい。gain を上げ過ぎると弁などが厚く見えるうえ，輝度が亢進すると石灰化と誤りやすいため，gain の上げ過ぎには注意する。逆に gain を下げ過ぎると，淡い血栓やモヤモヤエコーを見落とす危険があるため，適切な gain 設定が重要である。実際には，最初に画像全体の gain を調整し，続いて画像深度に応じた gain 設定を行う。検者は両手でプローブを操作しているため，介助のスタッフに gain 調整や画像記録を行なってもらうとよい。

B 断層法の基本的横断像 （図 2-1）

　single plane でも描出できるプローブ軸に直角の横断像（transverse view）は multiplane でも基本であり，0 度が横断像に相当する。

　基本的横断像はプローブの先端にある探触子の位置によって，およそ下記の 3 つに分類されるが，上部食道横断像では，プローブの先端を前後屈させるか多少進めたり引き抜くことで 4 つの横断像が記録できる。

> **断層法の基本的断面像**
> 1. 上部食道横断像（upper esophageal transverse view）
> 2. 中部食道横断像（mid esophageal transverse view）
> 3. 経胃横断像（transgastric transverse view）

　横断像は心臓との位置関係を把握するのが容易なため，プローブを挿入および移動する際は必ず 0 度にして横断像をまずチェックする。その上で，その位置の必要な縦断像（longitudinal view）を記録する。また心臓の位置がわからなくなった時にも 0 度の横断像に戻すとよい。

2 基本的断面像

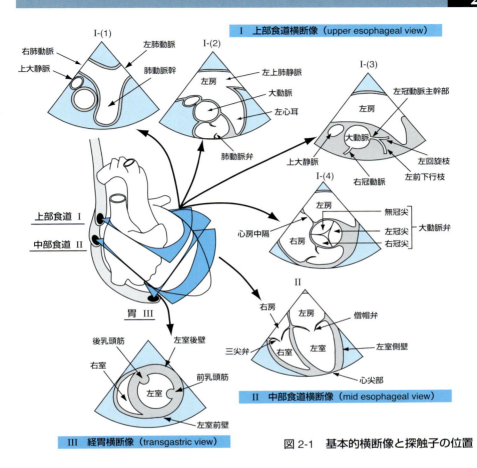

図 2-1 基本的横断像と探触子の位置

　横断像の画面では，経胸壁心エコーの画面とは逆に，体の前胸部側が下に，背側が上となり，体の左側は右に描出される。

1. 上部食道横断像（upper esophageal transverse view）

　プローブの先端を門歯より約 25 cm 進めると，図 2-1 の I-(1)～(4) に示される 4 つの上部食道横断像が記録できる。左房の後部にプローブの先端が位置するため，左房（left atrium：LA）および左房に近接した僧帽弁，大動脈弁，心房中隔の描出に適している。I-(4) の大動脈弁レベルの断面が基本となるが，その位置よりプローブを数 cm 引き抜くかプローブの先端を前屈させると，I-(3)，-(2)，-(1) の順で横断像が描出される。

I. 経食道心エコー法の基礎

　基本となる I-(4)の大動脈弁レベルでは，**大動脈弁**（aortic valve：AV）の横断面が描出される。大動脈弁が 3 弁より成るかをチェックするが，右側が左冠尖，左側が無冠尖，下側が右冠尖となる（2 弁の時は二尖弁という先天性心疾患）。なお大動脈弁口のより正確な横断面を描出するには，multiplane では 30 度ほど断面を回転させる必要がある。大動脈弁狭窄症では，その横断面で弁口をトレースして弁口面積を計測できる。大動脈弁に接して左上方には心房中隔が描出されるので，心房中隔欠損症の一次孔および二次孔欠損は容易に診断できる。

　やや頭側では，I-(3)のように冠動脈が描出され，**左冠動脈主幹部**（LMT）を大動脈（aorta：Ao）の右側 3 時の方向に認める。multiplane では 30 度ほど断面を回転させるとよく，90％以上の例で描出できる。さらに，左冠動脈主幹部より下方に向かう左前下行枝（LAD）と右方に向かう左回旋枝（LCX）に分岐するところも描出しうる。右冠動脈（RCA）は 7 時方向に認められるが，描出困難なことが多い。

　さらにプローブを少し引き抜くか前屈させると，I-(2)のように**左心耳**（LA appendage）が鮮明に描出できるので，この断面像にて左心耳内の血栓をチェックする。左心耳内の表面は左房内とは異なって櫛状筋（muscular ridge）のために粗となっており，発達した櫛状筋では血栓と間違えやすい。左心耳の右上方には左上肺静脈が左房に流入するのが容易に描出される。

　I-(1)のように肺動脈幹および左右の肺動脈もさらに頭側で描出可能である。しかしこのレベルは気管が障害となって見にくいことが多い。

2. 中部食道横断像 （mid esophageal transverse view）

　プローブの先端を門歯より約 30cm 進めると，図 2-1 の II に示したような中部食道横断像が記録できる。プローブの先端を後屈させることで左室（left ventricle：LV）は心尖部まで描出しうるが，後屈は食道壁と探触子の接触を悪くして見にくくすることが多い。この横断像は経胸壁心エコーの心尖部四腔像に相当する四腔像となる。**僧帽弁**（mitral valve：MV）および三尖弁の血流速度がドプラ法を用いて測定でき，カラードプラ法では僧帽弁閉鎖不全症の重症度を評価できる。

基本的断面像 2

3. 経胃横断像（transgastric transverse view）

　プローブの先端を門歯より約 40 cm 進めてからこれを前屈させると，図 2-1 の III に示したような経胃横断像が記録できる。しかし表面が粗な胃内に入るため，探触子との接触が悪くて見にくいことも多い。経胸壁心エコーの胸骨左縁短軸像に相当する左室短軸像となり，乳頭筋（papillary muscle）レベルの短軸像は以前より左室収縮能の評価によく用いられる。正しい短軸像では左室内腔は円形となるが，multiplane では 30 度ほど断面を回転させなければならないことがある。画面では経胸壁心エコーとは逆に左室の前壁が下，後壁が上となり，側壁は右に描出される。

　プローブの先端をより強く前屈させるか引き抜くと僧帽弁レベルの短軸像も描出でき，僧帽弁狭窄症では弁口面積を測定できる。

C　基本的横断像とその位置での縦断像

　multiplane では，操作ダイヤル近くのボタンで断面を 0〜180 度まで回転できる。0 度がプローブの軸に直角方向の横断像，90 度が軸に平行の縦断像（longitudinal view）になる。0〜180 度まで無限な数の中間的断面像が存在するが，経胸壁心エコーの基本的断面像に類似したものを基本的縦断像として考えるとよい。

　プローブを移動する際は必ず 0 度に戻してから移動し，心臓の位置を把握するのに容易な横断像をまずチェックする。その上でボタンで断面を回転させ，その位置での縦断像を選択する。プローブ自体を左右方向に回して，見たい心臓の部分を画面の中央にしてから断面を回転させれば，常に見たいものが画面上に留まる。

　縦断像の画面では，経胸壁心エコーとは逆に体の前胸部側が下，背側が上になるが，心基部側は右，心尖部側は左に描出される。

1. 上部食道縦断像（upper esophageal longitudinal view）（図 2-2）

　0 度の上部食道横断像では**大動脈弁**（aortic valve：AV）が描出されるが，大動脈弁口のより正確な横断面にするには 30 度ほど断面を回転させる必要がある。その横断面にて弁口をトレースすることによって大動脈弁狭窄症では弁口面積を計測できる。大動脈弁は 3 弁より成り，画面上右側が左冠尖，左側が無冠尖，下側が右冠尖となる。

11

I. 経食道心エコー法の基礎

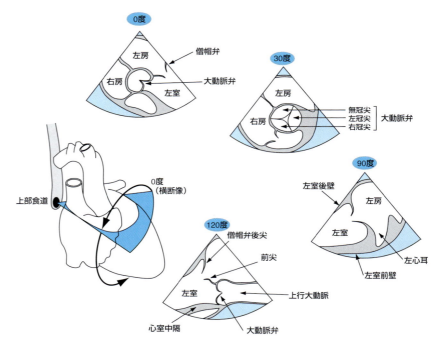

図 2-2　上部食道横断像および縦断像

　0度の横断像では大動脈弁に接して左上方に心房中隔も描出され，心房中隔欠損症の一次孔および二次孔欠損は容易に描出できる。

　大動脈弁の右側には僧帽弁（mitral valve：MV）も描出され，僧帽弁を画面の中央にして90度の縦断像に回転させると，僧帽弁と左房，左室の二腔像となる。左房の下側には**左心耳**（LA appendage）が描出され，やや頭側での上部食道横断像（図2-1）とともに左心耳をチェックするのに用いる。

　さらに回転させて120度にすると，経胸壁心エコーの胸骨左縁長軸像に相当する左房，左室および大動脈の三腔像となる。**僧帽弁**および**大動脈弁**の異常を観察するのに適した断面像であり，プローブ自体を左右に回して弁の形状をよく観察する。なお覚えやすさから120度と書いたが，実際には135度ぐらいのことも多く，画面を見て適宜調節する必要がある。

基本的断面像 2

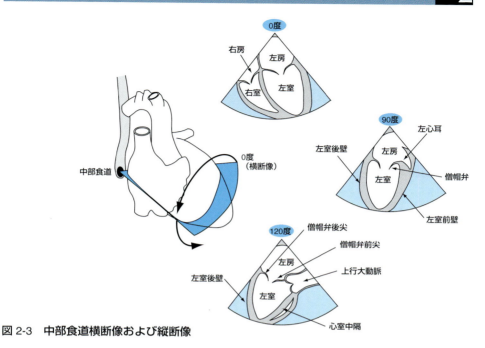

図 2-3 中部食道横断像および縦断像

2. 中部食道縦断像（mid esophageal longitudinal view）（図 2-3，写真 2-1）

　　0 度の中部食道横断像は経胸壁心エコーの心尖部四腔像に相当する**四腔像**となる。僧帽弁口および三尖弁口の血流速度をドプラ法を用いて計測でき，カラードプラ法では僧帽弁閉鎖不全症の重症度を評価する。プローブの先端を後屈させることで左室（left ventricle：LV）は心尖部まで描出しうるが，後屈は食道壁と探触子の接触を悪くして見にくくする。心尖部の評価は後述する経胃縦断像の方がよい。

　　僧帽弁を画面の中央にして 90 度断面を回転させると，経胸壁心エコーの心尖部二腔像に相当する**二腔像**となる。左室は前壁および後壁が描出される。

　　さらに回転させて 120 度にすると，経胸壁心エコーの心尖部三腔像に相当する左房，左室および大動脈の**三腔像**となる。0 度の横断像とともに僧帽弁口の血流速度をドプラ法にて計測でき，カラードプラ法では僧帽弁閉鎖不全症の重症度を評価する。なお覚えやすさから 120 度としたが，実際には 135 度ぐらいのことも多く，画面を見て適宜調節する。

I. 経食道心エコー法の基礎

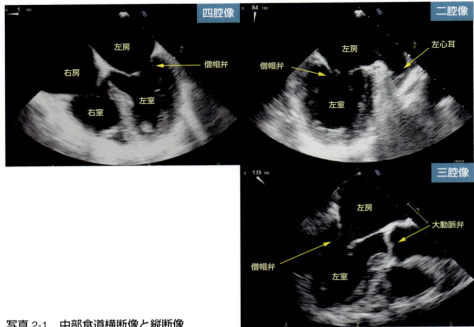

写真 2-1　中部食道横断像と縦断像
写真のように，0度は四腔像，90度が二腔像，120～135度が三腔像となる．

3. 経胃縦断像（transgastric longitudinal view）（図 2-4）

　　0度の経胃横断像は経胸壁心エコーの胸骨左縁短軸像に相当する左室短軸像となり，乳頭筋（papillary muscle）レベルの短軸像は以前より左室収縮能の評価によく用いられる．正しい短軸像では左室内腔は円形となるが，それには30度ほど断面を回転させるとよいことが多い．しかし表面が粗な胃内に入るため，探触子との接触が悪くて見にくいことがある．画面では左室前壁が下，後壁が上となり，側壁は右に描出される．
　　90度断面を回転させると，左室は心尖部を含めた前壁および後壁が描出され，0度の経胃横断像とともに左室収縮能の評価に用いられる．さらに，この断面像は僧帽弁の弁下部である腱索および乳頭筋を観察するのに適している．

2 基本的断面像

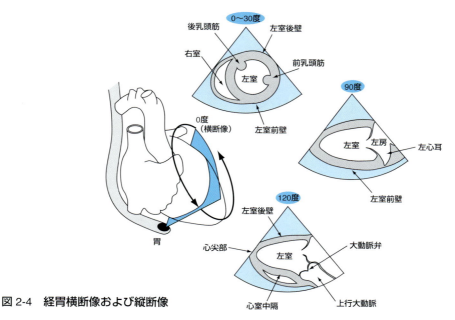

図 2-4 経胃横断像および縦断像

　さらに回転させて 120 度にすると，心尖部を含めた左室，左房および大動脈の三腔像となる。この断面像では大動脈弁の血流とビームの方向がより平行になるので，ドプラ法を用いて大動脈弁口の血流速度を測定するのに適している。大動脈弁狭窄症では大動脈弁口の血流速度より圧較差を測定することができる。

D 心房中隔の描出（図 2-5）

　門歯より約 25 cm の上部食道断面像では左房の後部にプローブの先端が位置するため，心房中隔の描出に適している。0 度の横断像では大動脈弁に接して左上方に心房中隔が描出される。薄い膜状の部分が卵円窩であり，心房中隔欠損症の二次孔欠損では同部位に欠損孔を認める。一次孔欠損は卵円窩より左室側に欠損孔を認め，プローブの先端を後屈させて四腔像にするとよりわかりやすい。

　卵円窩の部分を画面の中央にして 90 度断面を回転させると，画面の右に上大静脈，左方に下大静脈，中央に**卵円窩**を含む**心房中隔**が描出される。この断面像では欠損孔と上大静脈および卵円窩との位置関係が把握しやすく，二次孔欠損および静脈洞欠損の診断に適している。

I. 経食道心エコー法の基礎

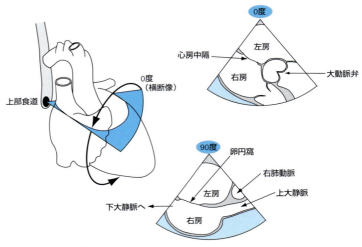

図 2-5　上部食道での心房中隔の描出

E　大動脈の描出（図 2-6）

　上行大動脈は 0 度の上部食道横断像にて横断面が描出される。プローブを少しずつ頭側に引き抜きながら大動脈弁より上方に上行大動脈を観察していくが，数 cm で上行大動脈と食道との間に気管が介在して見えなくなる（blind zone）。しかし 120 度断面を回転させた縦断像にすると，上行大動脈は縦断面となって大動脈弁より 10cm 程度上方まで描出できる。

　下行大動脈は食道の背部に位置するため，前胸部側にある心臓および上行大動脈の検査後にプローブ自体を 180 度反転させると，下行大動脈の横断面が描出される。通常は心臓内をひと通り検査した後，検査終了直前にプローブの先端を胃内まで進めてから 180 度反転し，少しずつ引き抜きながら下行大動脈を大動脈弓までチェックしていくのがよい。multiplane ではボタンで 90 度断面を回転させると，下行大動脈の縦断面が得られる。

基本的断面像 2

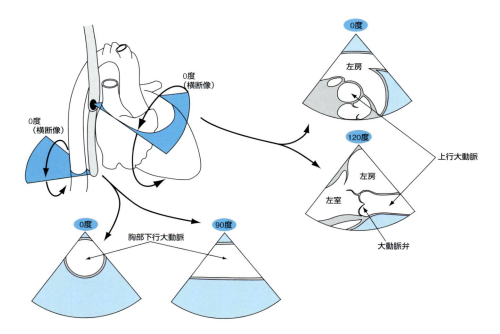

図 2-6　上行および下行大動脈の描出

I. 経食道心エコー法の基礎

3 ドプラ法

A ドプラ法の種類

　　現在では，経胸壁心エコーと同様に経食道心エコーでもパルスドプラ法（pulsed Doppler），連続波ドプラ法（continuous wave Doppler）とカラードプラ法（color-flow Doppler）の3つが利用できる。通常はカラードプラ法で心臓内の血流の様子や異常血流の有無を観察し，その上でパルスドプラ法または連続波ドプラ法で血流の流速を測定する。

1. パルスドプラ法（pulsed Doppler）

　　断層像をモニターしながら，心臓内の任意の部位（sample volume）での血流速度を測定するのに用いられる。しかし短時間の経食道心エコーの検査では使用する頻度は少ない。

2. 連続波ドプラ法（continuous wave Doppler）

　　パルスドプラ法とは異なり高速な血流の速度も測定可能で，狭窄した弁口の血流速度を測定できる。カラードプラ法で僧帽弁または大動脈弁狭窄症が疑われた時には，連続波ドプラ法を用いて狭窄した弁口の血流速度を測定して圧較差を推測する。その際には，測定したい血流とビームの方向ができるだけ平行（交差角20度以下）になるようにする。90度に近づくほど流速を過小評価したり，方向修正を用いても測定誤差が大きくなる。

　　経胸壁心エコーと同様に，パルスドプラ法および連続波ドプラ法では探触子に対して向かってくる血流は上向きに，逆に遠ざかる血流は下向きに表示される。

ドプラ法 3

3. カラードプラ法 (color-flow Doppler)

　　理論的にはパルスドプラ法を応用し，断層像のすべての部分に sample volume をおいて，断層像とともに各部分の血流を色で同時表示したものである。経食道心エコーでは短時間に検査を終了する必要があり，カラードプラ法ですばやく心臓内の血流の様子や異常血流の有無を観察し，僧帽弁もしくは大動脈弁閉鎖不全症では逆流ジェットの程度より重症度を判定する。しかし逆流ジェットの程度は折り返し速度（nyquist limit）の設定に影響され，小さく設定すると過大評価しうるので，通常設定の 50〜60 cm/s で評価する必要がある。またビームの方向と直行する血流はカラードプラ法でも色が付かないため，観察したい血流とビームの交差角が 90 度近くにならないようにする。

　　経胸壁心エコーと同様に，探触子に対して向かってくる血流は赤色，遠ざかる血流は青色として表示される。血流の乱れを緑色の混入で表し，逆流ジェットなどの乱流は赤，青，黄緑色の混じったモザイクとなる。

　　gain 設定では，少しずつ gain を上げ，通常赤または青色で表される左室や大動脈などの正常な血流にも白いノイズが出現する少し前が適切とされる。僧帽弁閉鎖不全のような逆流ジェットでは，適切な程度まで gain を上げないと逆流の程度を過小評価し，逆に上げ過ぎると過大評価はしないが白いノイズで見にくくなる。適切な gain 設定が重要である。

B 連続波ドプラ法での血流速度の計測

1. 圧較差 (pressure gradient：ΔP) の推測

　　連続波ドプラ法を用いて測定した狭窄弁口の血流速度 V（m/sec）より圧較差 ΔP（mmHg）を推測できる。

　　ベルヌーイの簡易式より

$$\Delta P = 4 \times V^2$$

　　たとえば，大動脈弁狭窄症において大動脈弁口の血流速度が 4 m/sec ならば 4×4^2 で 64 mmHg の圧較差があると推測できる。

19

I. 経食道心エコー法の基礎

2. 探触子の位置

血流速度を測定するには，ビームと血流の方向をできるだけ平行（交差角20度以下）にする必要があるが，経食道心エコーでは探触子の位置が制限される。僧帽弁口の血流はより正確な測定が可能であるが，大動脈弁口と三尖弁口ではビームと血流の方向を平行にするのが難しく，経胸壁心エコーの方が測定しやすい。

> **血流測定のための探触子の位置と断面像**
> 1. 僧帽弁口の血流：中部食道縦断像または横断像
> 2. 大動脈弁口の血流：経胃縦断像
> 3. 三尖弁口の血流：中部食道横断像（四腔像）

3. 僧帽弁口血流の計測（図3-1）

僧帽弁口の血流速度を計測するには，中部食道縦断像（120度）または横断像（四腔像）がよい。経胸壁心エコーでも十分計測できることが多いが，経食道心エコーでも測定は容易である。僧帽弁口の血流は拡張早期（early diastole：E）と心房収縮期（atrial systole：A）にピークを持つ二相性の拡張期血流であり，正常では0.6〜1.3 m/sec（E波）である。

僧帽弁狭窄症では僧帽弁口の血流は速くなり，その流速より左房—左室間の拡張期圧較差を推測できる。さらに僧帽弁口の血流波形よりpressure half time を測定して弁口面積を計算できる（第4章を参照）。

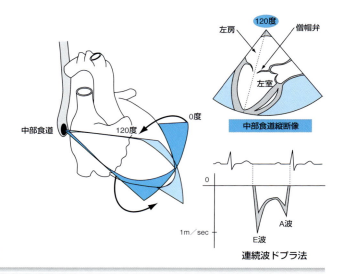

図3-1　僧帽弁口血流の計測

4. 大動脈弁口血流の計測（図 3-2）

　　大動脈弁口の血流速度を計測するには，上部および中部食道ではビームと血流の方向が垂直になってしまうため，経胃縦断像が適している。しかし表面が粗な胃内では探触子との接触が悪いことがあり，経胸壁心エコーの方が測定しやすい。大動脈弁口の血流は収縮中期にピークをもつ一相性の収縮期血流で，正常では 0.9〜1.7 m/sec である。

　　大動脈弁狭窄症では大動脈弁口の血流は速くなり，その流速より左室－大動脈間の収縮期圧較差を推測できる。

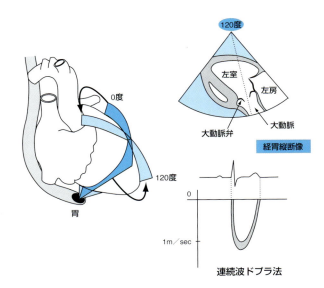

図 3-2　**大動脈弁口血流の計測**

newLearners'
Technical guide to the Transesophageal Echocardiography

II. 疾患各論

Clinical feartures in Transesophageal Echocardiography

II. 疾患各論

Valvular Heart Disease：VHD

4 弁膜症

A 僧帽弁狭窄症（Mitral Stenosis：MS）

1. 病因

ほとんどがリウマチ熱（rheumatic fever）による。リウマチ熱はA群β型溶血連鎖球菌の感染により心内膜炎，心筋炎を起こし，その結果として僧帽弁を中心とした弁膜症をきたす。しかしペニシリン製剤の使用によって激減した。

2. 経食道心エコーの適応

経食道心エコーでは僧帽弁および左房が鮮明に描出でき，**経皮経管的僧帽弁交連切開術**（percutaneous transluminal mitral commissurotomy：PTMC）の可否を判断する上で重要な弁尖および弁下部の病変の程度を詳細に把握できる。経胸壁心エコーでは描出困難な左房内血栓も経食道心エコーでは100％描出可能である。血栓の存在はPTMCの禁忌となるため，経胸壁心エコーでPTMCの適応と判定された例および適応かどうか迷う例では，経食道心エコーを施行すべきである。僧帽弁狭窄症の重症度評価（弁口面積の計測）は経胸壁心エコーで十分なことが多いが，評価困難な例は経食道心エコーの適応となる。

3. 断層法

① **弁尖の肥厚**（thickening）**と石灰化**（calcification）：弁尖は先端を中心として厚くなり，エコー輝度も亢進する。石灰化するとshadowを引く。リウマチ性変化は僧帽弁の弁尖から乳頭筋の方向に組織的変化が進むのが特徴である。

② **後尖の可動性低下**（restricted posterior leaflet）：後尖は左室後壁に対して直角に突出し，左室拡張期にもあまり動かなくなる。

弁膜症（Valvular Heart Disease：VHD） 4

③ **前尖の拡張期ドーミング（doming）**：前尖と後尖の先端が癒着して離れないため，左室拡張期に前尖が「く」の字状になる（図4-1）。しかし重症になって弁の石灰化がひどくなると，doming は消失する。

②と③の所見はリウマチ性僧帽弁狭窄症に特徴的である。

僧帽弁の弁尖における肥厚および石灰化の程度を評価するには，図4-1下図（26頁）のような上部食道縦断像（120度）が見やすく，プローブ自体を左右に回して僧帽弁全体をよく観察する。腱索の肥厚の程度については，図4-2下図（26頁）のように経胃縦断像がよいとされるが，胃壁と探触子との接触が悪い時は中部縦断像にて観察する。

■経皮経管的僧帽弁交連切開術（PTMC）の可否

中等度以上の MS では息切れなどの症状があれば，まず PTMC を考慮する．弁尖の可動性，肥厚，石灰化および弁下部病変の程度を各々1～4点の4段階で評価し，その合計点（最高16点）が8点以下ならば PTMC は可能とされる．しかし左房内血栓や中等度以上の MR がある例では PTMC は適応外となる．

弁尖の可動性	弁尖の肥厚
1：弁尖の先端のみ癒着	1：軽度肥厚のみ（4～5mm）
2：弁腹まで可動性の低下あり	2：弁腹まで肥厚が及ぶ
3：弁尖の基部のみ可動性あり	3：弁尖全体が肥厚（5～8mm）
4：ほとんど弁尖は動かず	4：弁尖全体が著明に肥厚（>8mm）

弁尖の石灰化	弁下部病変（腱索の肥厚）
1：弁尖の一部のみ	1：弁尖との付着部にのみ軽度肥厚
2：弁尖の辺縁に石灰化が散在	2：肥厚は腱索の1/3の長さまで及ぶ
3：弁腹まで石灰化あり	3：肥厚は腱索の2/3の長さまで及ぶ
4：弁尖全体に石灰化あり	4：腱索の肥厚は乳頭筋まで及ぶ

---

④ **左房内血栓（LA thrombus）**：僧帽弁狭窄症（特に心房細動例）では高率に合併するが，経胸壁心エコーでは最も血栓ができやすい左心耳の描出は非常に困難である。しかし経食道心エコーでは図4-1の上図のように上部食道横断像（0度）で左心耳内の血栓も容易に描出できる。血栓の存在は PTMC の禁忌となり，左房内をよく観察する必要がある。

II. 疾患各論

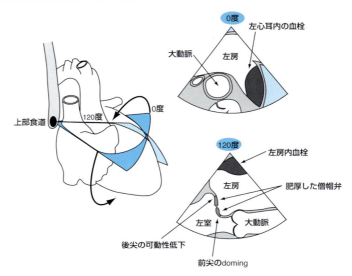

図 4-1　リウマチ性僧帽弁狭窄症の特徴的所見

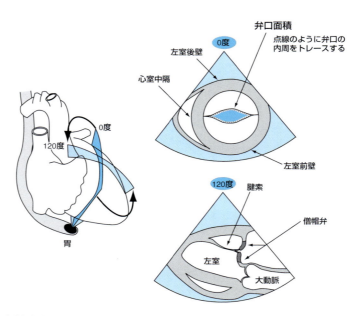

図 4-2　僧帽弁狭窄症の弁口面積の計測（経胃断面像）

弁膜症（Valvular Heart Disease：VHD） 4

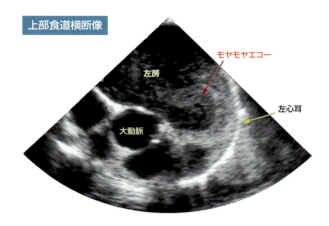

写真 4-1　僧帽弁狭窄症例
拡張した左心耳内を中心に著明なモヤモヤエコーを認める．

　　血栓は同時にスモークのような**モヤモヤエコー**（spontaneous echo contrast）を伴っていることが多い．僧帽弁狭窄症の拡張した左房では血液がうっ滞し，血栓がなくても多くの例でモヤモヤエコーを認める（特に心房細動例）．
⑤ **弁口面積の減少**（decreased mitral valve area）：弁口面積の計測は経胸壁心エコーで十分なことが多いが，評価困難な例では経食道心エコーでも計測できる．図 4-2 上図のように，経胃横断像（0 度）にてプローブの先端をより前屈させると，経胸壁心エコーの胸骨左縁短軸像のような僧帽弁口の横断面が描出できる．最小となる弁口を描出し，弁口の内周をトレースして測定する．しかし表面が粗な胃内では探触子との接触が悪くて見にくいことが多いのと，断面が弁口をうまくとらえられずに斜めになりやすいのが欠点である．経胸壁心エコーの方が測定しやすい．

II. 疾患各論

■弁口面積測定の注意点

1. 弁口面積の測定において gain 設定は重要で，gain を上げ過ぎるとより重症と誤診しやすい．特に石灰化の強い例では shadow を引いて，より重症に測定されやすい．
2. 断面が弁口をうまくとらえられずに斜めに測定すると，弁口面積を過大評価して，より軽症と誤診してしまう．
3. 弁の開閉は左室機能にも影響され，左室機能低下例ではより重症と誤診しやすい．
4. 弁口面積は断層法だけでなく，後述する pressure half time による測定も考慮して判断する．

弁口面積と重症度

狭窄度	弁口面積
正常	4.0〜6.0cm^2
軽度（mild）	1.5〜2.0cm^2
中等度（moderate）	1.0〜1.5cm^2
重症（severe）	＜1.0cm^2

（2.0cm^2 以下になると左房-左室間拡張期圧較差が出てくる）

4. ドプラ法

① **僧帽弁口の血流速度の増大**：僧帽弁口の血流速度は，中部食道縦断像（120度）もしくは横断像（四腔像）を用いて連続波ドプラ法で計測する。経胸壁心エコーで十分なことが多いが，経食道心エコーでも容易かつ正確に測定できる。僧帽弁狭窄症では僧帽弁口の血流は E 波，A 波ともに速くなるが，多くの例では心房細動を併発しているため A 波はない。

第3章で述べたように，$\Delta P = 4 \times V^2$ の式を用いて左房-左室間の拡張期圧較差を僧帽弁口の血流速度より推測できる。僧帽弁口の最大血流速度が 2m/sec ならば 4×2^2 で 16 mmHg の最大圧較差があると推測される。さらに僧帽弁口の血流速波形をトレースすれば自動的に平均血流速度が計算され，平均圧較差 5mmHg 以下は軽度，5〜10mmHg は中等度，10mmHg 以上は重症 MS と推測される。

弁膜症（Valvular Heart Disease：VHD） 4

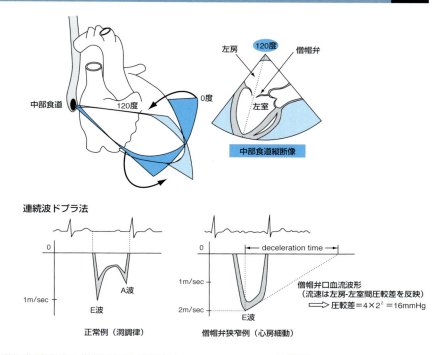

図 4-3　僧帽弁狭窄症の僧帽弁口血流波形と deceleration time の計測

② pressure half time（PHT）による弁口面積の算出：PHT とは左房-左室間の圧較差が 1/2 になるまでの時間で，連続波ドプラ法を用いて記録した僧帽弁口の血流波形において，図 4-3 のように E 波の減速時間（deceleration time）を計測して計算できる。重症例ほど E 波のピークは高く，それに続く減速は緩徐となり，deceleration time は延長する。PHT と弁口面積の間には相関関係が示されており，以下の式より弁口面積を推測できる。多くの心エコー装置では E 波のピークとそれに続く E 波の減速の傾きを指定すれば，deceleration time だけでなく PHT と弁口面積も自動で計算されてくる。

僧帽弁口面積（cm^2）＝220／pressure half time
　　　　　　　　　　＝220／0.29×deceleration time
　　　　　　　　　　＝760／deceleration time（msec）

II. 疾患各論

■僧帽弁狭窄症（MS）の経食道心エコー検査の Key Points

▽断層法：

1．リウマチ性変化に特徴的所見と PTCM の可否をチェック
- ▶ 僧帽弁の弁尖は先端を中心に肥厚
- ▶ 前尖の拡張期 doming と後尖の可動性低下
- ▶ 中等度以上の MS では PTMC の可否（≦8点）もチェック

2．左房内血栓の有無
- ▶ 特に心房細動例では高率に合併
- ▶ 経食道心エコーでは上部食道横断像（0度）で左心耳内血栓も容易に描出でき，血栓の存在は PTMC の禁忌となる

3．弁口面積の計測
- ▶ 弁口面積＜1.0 cm² を高度 MS，1.0〜1.5 cm² を中等度 MS
- ▶ 断層法による弁口面積の計測は経胸壁心エコーの方が計測しやすい

▽ドプラ法：

1．左房-左室間の拡張期平均圧較差
- ▶ 僧帽弁口の血流速波形をトレースして平均圧較差を算出
- ▶ 経胸壁心エコーで十分評価可能なことが多い
- ▶ 平均圧較差＞10 mmHg は重症 MS，5〜10 mmHg は中等度 MS

2．pressure half time による弁口面積の算出
- ▶ 弁口面積は断層法だけでなく，PHT からの値も考慮して判断
- ▶ 弁口面積（cm²）＝220／PHT（msec）

B 　僧帽弁閉鎖不全症（Mitral Regurgitation：MR）

1．病　因

1. **リウマチ性**：リウマチ熱（rheumatic fever）
2. **非リウマチ性**： 僧帽弁逸脱症（mitral valve prolapse：MVP）
   乳頭筋機能不全（papillary muscle dysfunction）
   tethering
   感染性心内膜炎（infective endocarditis：IE）
   僧帽弁輪部石灰化（calcified mitral annulus）

弁膜症（Valvular Heart Disease：VHD） **4**

2. 経食道心エコーの適応

　　経食道心エコーでは僧帽弁の弁尖および弁下部病変を鮮明に描出でき，病変の評価および原因疾患の鑑別が詳細に行える。さらに僧帽弁閉鎖不全症の重症度もより正確に評価できる。そのため，経胸壁心エコーで僧帽弁閉鎖不全症が重症と判定された例および重症かどうか迷う例では経食道心エコーを施行すべきである。また僧帽弁形成術の術前評価に行われることが多く，弁の状態を詳細に評価しておく。

3. 断層法

　　MR の原因疾患を同定する。探触子が僧帽弁に近い上部食道縦断像を用い，プローブ自体を左右に回して僧帽弁全体をよく観察する。

① **リウマチ熱**：僧帽弁の弁尖の先端を中心とした肥厚とともに，前尖の拡張期ドーミング（doming）が特徴的で，炎症性変化は弁尖から弁下部組織に向かって進行する。僧帽弁狭窄症を合併していることが多い。

② **僧帽弁逸脱症**：弁尖が左室収縮期に弁輪線を越えて左房内に膨隆する。一部腱索の断裂を伴うことも多い。腱索の断裂は経胸壁心エコーでは35%程度しか描出できないが，経食道心エコーでは100%診断できる。

③ **乳頭筋機能不全**：乳頭筋の線維化（多くは心筋梗塞例）で起こる。乳頭筋付近の描出は経胃縦断像もしくは中部縦断像がよい。

④ **tethering**：著明な左室拡大（拡張型心筋症や広範な心筋梗塞）が起こると，乳頭筋が外側に変位するとともに，腱索が弁尖を心尖部方向へ牽引するため，弁尖がうまく接合できなくなる。左室拡大例における MR の主な原因と考えられている。

⑤ **感染性心内膜炎**：弁尖の左房側の弁腹に付着した疣贅（vegetation）を認める。治癒に伴って vegetation のエコー輝度は亢進することが多い。

⑥ **僧帽弁輪部石灰化**：加齢に伴うもので，高齢者では高率に認める。主に後方弁輪部（僧帽弁後尖と左室後壁との移行部）に石灰化をきたすが，同時に前方弁輪部や大動脈弁にも石灰化を認めることが多い。MR を多く合併するが，重症 MR は稀である。

II. 疾患各論

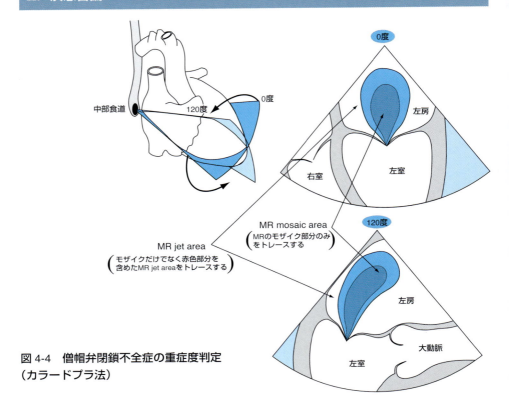

図 4-4　僧帽弁閉鎖不全症の重症度判定
（カラードプラ法）

4. ドプラ法

① **左房内への僧帽弁逆流ジェット（MR jet）**：僧帽弁閉鎖不全症の診断には，左室収縮期に左房内へ向かう逆流ジェットの検出が必須である。カラードプラ法では，左房内にモザイクを伴う赤色の僧帽弁逆流ジェットとして描出される。

② **MR の重症度判定**：MR の重症度評価は経胸壁心エコーと同様に，カラードプラ法においてモザイクだけでなく赤色部分を含めた MR jet の広がりから重症度を判定するが，左室造影による重症度ともよく相関する。図 4-4 のように，中部食道横断像（四腔像）および縦断像（120 度）にて MR jet の範囲をトレースしてその面積（MR jet area）を測定し，その最大値（maximum MR jet area）より重症度を判定する。なお MR jet area は流速の測定限度（折り返し速度）である Nyquist limit の影響を受けるため，重症度判定を行なう時は通常の測定限度の 50〜60 cm/sec に設定する。

弁膜症（Valvular Heart Disease：VHD） 4

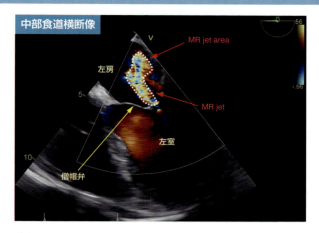

写真 4-2　僧帽弁閉鎖不全の MR jet area による重症度判定
写真の点線のようにモザイクを含めた赤色の部分の MR jet area を測定する．

　経胸壁心エコーでは MR jet area を測定した断面像で左房もトレースし，MR jet area と左房の面積（LA area）の比からも重症度を判定した（MR jet area／LA area＜20%：軽度，20〜40%：中等度，＞40%：重症）。しかし経食道心エコーでは左房全体を 1 画面上に描出して左房面積を測定するのが難しく，この比は用いられない。

　経食道心エコーでは健常人の多くに MR が描出されるが，MR jet area は小さく 1.5 cm^2 以下であり，弁に異常のないこの程度の MR（trivial MR）は正常範囲内と考える。

maximum MR jet area		
	＜4 cm^2	mild（軽度）
	4〜8 cm^2	moderate（中等度）
	＞8 cm^2	severe（重症）

　経食道心エコーでは経胸壁心エコーよりも MR jet が広範囲にモザイクを示し，モザイク部分の面積の測定が容易である。中部食道横断像および縦断像にて MR jet のモザイク部分のみをトレースしてその面積（MR mosaic area）を測定し，その最大値（maximum MR mosaic area）からも重症度を判定できる。

II. 疾患各論

maximum MR mosaic area	<3cm²	mild（軽度）
	3〜6cm²	moderate（中等度）
	>6cm²	severe（重症）

　僧帽弁口を通る MR jet の収束した最も速い部分すなわち弁口を通る最も細くなった MR jet の部分を vena contracta と呼び，vena contracta の幅からも重症度を判定できる（図4-8：39頁）。僧帽弁逸脱症のように，左房の中心に向かわず左房前壁や後壁へ向かう偏心性（eccentric）jet の重症度判定には特に有効である。

MR vena contracta の幅	<3mm	mild（軽度）
	3〜7mm	moderate（中等度）
	>7mm	severe（重症）

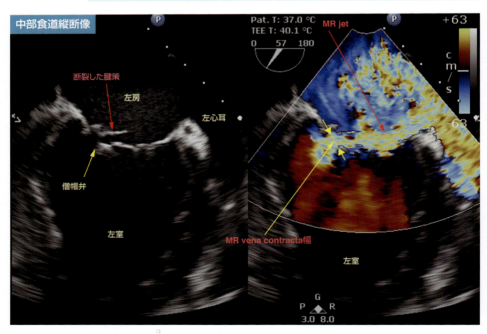

写真 4-3　僧帽弁閉鎖不全の vena contracta 幅による重症度判定
逆流弁口を通る MR の vena contracta の幅を測定する．本例のように，左心耳に向かう偏心性 jet では MR jet area を測定することが難しい．

弁膜症（Valvular Heart Disease：VHD） 4

■僧帽弁閉鎖不全症（MR）の経食道心エコー検査の Key Points

▽**断層法：**

1．MR をきたした原因疾患の鑑別
- ▶ 探触子が僧帽弁に近い上部食道縦断像で弁全体をよく観察
- ▶ リウマチ性変化（前尖の doming と MS の合併）
- ▶ 僧帽弁逸脱と腱索断裂
- ▶ tethering（著明な左室拡大）
- ▶ 乳頭筋機能不全（乳頭筋の線維化）
- ▶ 感染性心内膜炎（vegetation）
- ▶ 僧帽弁輪部石灰化（後方弁輪部を中心）

2．僧帽弁逸脱では逸脱部位の診断
- ▶ Carpentier 分類による逸脱部位の診断
- ▶ 僧帽弁逸脱の原因と腱索断裂の有無

▽**ドプラ法：MR の重症度判定**
- ▶ カラードプラ法で左室収縮期に左房内への僧帽弁逆流ジェットの検出
- ▶ 重症度は MR jet area（＞8 cm² を重症），MR mosaic area（＞6 cm²）と MR vena contracta 幅（＞7 mm）の 3 つから総合的に判定

C 僧帽弁逸脱症（Mitral Valve Prolapse：MVP）

1．病　因

　　僧帽弁は前尖（anterior leaflet）と後尖（posterior leaflet）の 2 つの弁尖より成り，さらに後尖は 3 つの scallop より成る（図 4-5）。近年，僧帽弁形成術が行われることが多くなり，外科領域では前尖を A1，A2，A3 の 3 つに分け，後尖の lateral scallop を P1，middle scallop を P2，medial scallop を P3 と呼ぶことが多い（Carpentier 分類）。

　　僧帽弁逸脱症では弁尖が粘液腫様変性のため長く伸び，弁尖（主に弁腹）が左室収縮期に左房内へ膨隆するようになる。その結果，多くの例では僧帽弁閉鎖不全症（MR）を合併し，変性が進むと腱索断裂もきたすようになる。

35

II. 疾患各論

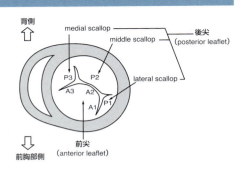

図4-5　僧帽弁の構成

2. 経食道心エコーの適応

　　経食道心エコーでは僧帽弁の弁尖および腱索を鮮明に描出でき，病変の状態や逸脱の部位を詳細に把握できる。僧帽弁閉鎖不全症の重症度もより正確に評価できる。経胸壁心エコーでMRが重症と判定された例および重症かどうか迷う例では，経食道心エコーを施行する。僧帽弁形成術の術前評価として行われることも多い。

3. 断層法

① **僧帽弁の** redundancy：粘液腫様変性のために僧帽弁の弁尖が長く伸びている。僧帽弁をよく観察するには，図4-6のように上部食道縦断像（120度）を用い，プローブ自体を左右に回して僧帽弁全体をよく観察する。

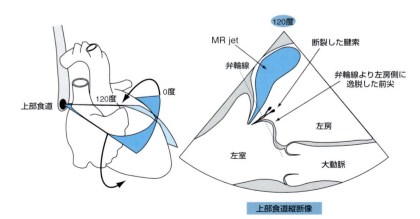

図4-6　僧帽弁逸脱症の特徴的所見

弁膜症 (Valvular Heart Disease：VHD) 4

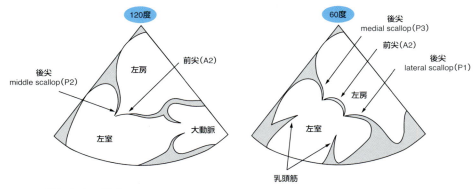

図 4-7　僧帽弁尖の描出

この断面像では前尖と後尖の middle scallop (P2) がよく観察されるが，後尖の medial scallop (P3) と lateral scallop (P1) の観察には交連部を通る断面である 60 度の交連部断面像（図 4-7）を用いる。

② **僧帽弁の逸脱 (prolapse)**：redundant な弁尖では図 4-6 のように，主に弁腹が左室収縮期に弁輪線を越えて左房内に膨隆する。僧帽弁逸脱の有無と部位は，まず上部食道縦断像（120 度）でプローブ自体を左右に回して前尖と後尖の middle scallop を観察し，さらに 60 度の交連部断面像で後尖の medial scallop と lateral scallop をチェックする。近年，弁形成術が行われることが多く，逸脱部位の正確な同定が要求されている。

③ **腱索断裂 (ruptured chordae tendineae)**：腱索は乳頭筋と僧帽弁をつなぐ糸状の構造物であり，変性が進行すると腱索断裂を起こす。腱索断裂が進むと prolapse は増悪し，さらには弁が反転（flail valve）する。断裂した腱索は弁尖に付着してヒラヒラした糸状の構造物として描出され，経胸壁心エコーでの検出率は 35％程度だが経食道心エコーでは 100％描出できる。

4．ドプラ法

僧帽弁閉鎖不全症（MR）：MR を合併することが多く，カラードプラ法を用いて MR の有無と重症度をチェックする。僧帽弁逆流ジェット（MR jet）の方向は prolapse する弁尖の反対側に向かう。すなわち前尖の prolapse では図 4-6 のように左房後壁へと向い，MR jet の方向より prolapse する弁尖を推測することができる。

II. 疾患各論

　MRの重症度は通常のMRと同様に，MR jet areaおよびMR mosaic areaより判定する。しかし僧帽弁逸脱症ではMR jetは左房の中心に向かわず左房前壁もしくは後壁へと向かう偏心性（eccentric）のjetのため，MR jet areaを測定すると過小評価する傾向にある（特に後尖のprolapse）。

　図4-8のように，逆流弁口を通るMRのvena contractaの幅からもMRの重症度を判定でき，7 mm以上は重症MRを示唆する。特に僧帽弁逸脱症のMRのように，偏心性のjetでは有用な指標である。

MR vena contractaの幅		
	<3mm	mild（軽度）
	3〜7mm	moderate（中等度）
	>7mm	severe（重症）

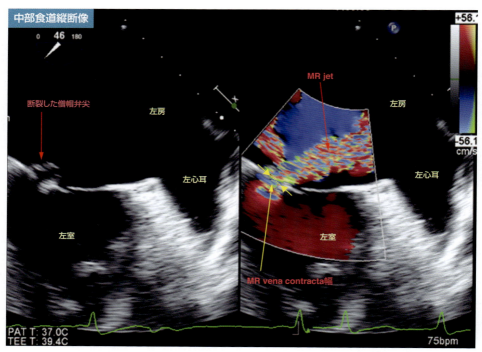

写真4-4　僧帽弁逸脱による僧帽弁閉鎖不全のvena contracta幅による重症度判定
本例では僧帽弁尖の逸脱を認め，右図のようにMRのvena contracta幅を測定する．

弁膜症（Valvular Heart Disease：VHD） 4

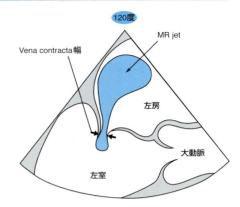

図4-8　vena contracta による重症度判定

■**術中経食道心エコー（intraoperative TEE）**
　現在，僧帽弁逸脱症に伴う MR の手術の 90％は弁置換術でなく弁形成術となっている．術中評価として経食道心エコーが非常に有用で，経食道心エコーによる術中評価は術後の左室造影とよく一致する．術中評価で 5～10％の例が高度 MR の残存のため，さらなる弁形成もしくは弁置換術への変更を必要とした（特に前尖の弁形成術）．
　注意点として，術中経食道心エコーでは低体温より十分に回復した状態で評価しないと残存 MR を過小評価してしまう．また僧帽弁の収縮期前方運動（systolic anterior movement：SAM）が MR をきたすことがある．hypovolemia と過度のカテコラミンが SAM の原因であることが多く，その際は volume の補正とカテコラミン減量の上で再評価すべきである．
　なお術中経食道心エコーでは，気管内挿管および全身麻酔の導入後に経食道プローブを食道内に挿入する．消毒および滅菌した布で覆われた後では挿入は難しい．麻酔導入後の術直前の状態をチェックし，術中はプローブの熱による食道損傷を避けるため，不要な時は心エコーの電源を off にしておく．弁形成術が一応完了したら低体温状態より十分に回復させた後，電源を on にして残存 MR の有無と程度を評価する．

■**僧帽弁閉鎖不全症の手術適応**
　重症 MR では，息切れなどの症状のある例では手術適応となる．近年，僧帽弁逸脱に伴う重症 MR 例の 90％では弁形成術が可能となり，無症状でも左室収縮能低下（左室駆出率＜60％もしくは左室収縮末期径＞40mm）を認める例では手術が推奨されている．

II. 疾患各論

■僧帽弁逸脱症（MVP）の経食道心エコー検査の Key Points

▽断層法：

1. 僧帽弁逸脱の診断
   ▶ 僧帽弁の弁尖が左室収縮期に弁輪線を越えて左房内に膨隆
   ▶ 僧帽弁逸脱の原因と腱索断裂の有無
   ▶ 探触子が僧帽弁に近い上部食道縦断像で弁全体をよく観察

2. 逸脱部位の診断
   ▶ Carpentier 分類による逸脱部位を評価
   ▶ 逸脱部位は上部食道縦断像（120 度）でプローブ自体を左右に回し前尖と後尖の middle scallop を観察
   ▶ さらに 60 度交連部断面像で後尖の medial scallop と lateral scallop をチェック
   ▶ カラードプラ法の所見も参考にして評価

▽ドプラ法：MR の重症度判定
   ▶ カラードプラ法で左室収縮期に左房内への僧帽弁逆流ジェットの検出
   ▶ 重症度は MR jet area（>8 cm² を重症），MR mosaic area（>6 cm²）と MR vena contracta 幅（>7 mm）の 3 つから判定
   ▶ MVP の MR jet は偏心性（eccentric）jet のため MR jet area を測定すると過小評価しやすい（特に後尖の prolapse）

D 大動脈弁狭窄症（Aortic Stenosis：AS）

1. 病　因

1. **先天性**：二尖弁（bicuspid）
2. **後天性**：石灰化性（calcified），リウマチ性（rheumatic）

　近年，加齢に伴う石灰化性 AS の頻度が増加している。聴診で収縮期雑音（特に頸部に放散するもの）を聴取した際は大動脈弁狭窄症を疑う。

2. 経食道心エコーの適応

　　経胸壁心エコーでは心尖部からのアプローチで，連続波ドプラ法を用いて大動脈弁口の血流速度を測定でき，左室-大動脈間の収縮期圧較差を推測できる。大動脈弁狭窄症の重症度判定はそれで十分なことが多く，経食道心エコーは経胸壁心エコーで大動脈弁口の血流速度が十分に測定できない時にのみ適応となる。

弁膜症（Valvular Heart Disease：VHD） 4

3. 断層法

① **大動脈弁の肥厚（thickening）と石灰化（calcification）**：大動脈弁は上部食道横断像（0～30度）にて横断面，上部食道縦断像（120度）にて縦断面が描出される。正常では縦断像において大動脈弁は薄い線として見えるが，部分的に厚くエコー輝度が亢進していれば肥厚しており，shadow を引いていれば石灰化といえる。

② **弁の可動性低下（restricted motion）**：上部食道縦断像（120度）において，正常では大動脈壁に接するまでほぼ完全に開口するが，AS では「ハ」の字型に示す。

③ **弁口面積の減少（decreased aortic valve area）**：最近では経胸壁心エコーでも80％の例で計測可能であるが，経食道心エコーでは大動脈弁口が鮮明に描出され，弁口面積の計測は容易である。図 4-9 の上図のように，上部食道横断像（0～30度）で大動脈弁口の横断面が描出され，最小となる弁口を描出し，弁口の内周をトレースして測定する。

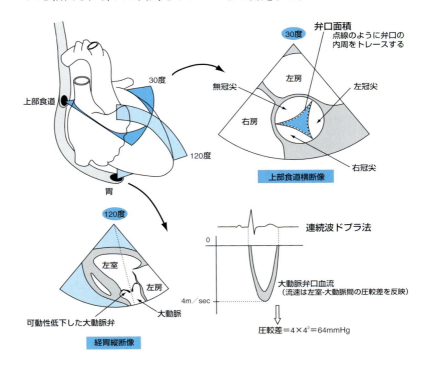

図 4-9　大動脈弁狭窄症の弁口面積と圧較差の計測

II. 疾患各論

石灰化の強い例では難しいが，90%以上の例で測定でき，心臓カテーテル検査の結果ともよく相関する．弁口面積の計測では僧帽弁狭窄症と同様に，gain 設定は重要で，gain を上げ過ぎるとより重症と誤診しやすく，特に石灰化の強い例では shadow を引いてより重症に測定されやすい．

以前は弁口面積 0.8 cm² 未満を重症 AS としたが，最近は 1.0 cm² 未満を重症 AS とすることが多い．しかし体格の違う欧米と同基準であり，重症度診断は後述する圧較差を主として判断する．

重症の AS で狭心痛や呼吸困難など症状のある例では手術適応となるが，無症状でも左室収縮能低下（左室駆出率＜50%）を認めれば手術が推奨される．大動脈弁置換術における人工弁のサイズ決定には，図 4-10 のように大動脈弁輪径，バルサルバ洞径および ST junction 径の測定が必要とされ，上部食道縦断像（120 度）で計測しておく．さらに上行大動脈拡大があれば上行大動脈の最大径も計測する．

弁口面積と重症度

狭窄度	弁口面積
正常	3.0〜4.0cm²
軽度（mild）	1.5〜2.0cm²
中等度（moderate）	1.0〜1.5cm²
重症（severe）	＜1.0cm²

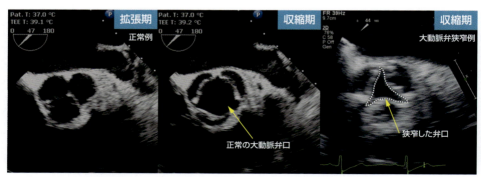

写真 4-5　正常の大動脈弁と大動脈弁狭窄症における弁口面積の計測
正常では大動脈弁は収縮期に大きく開口する．大動脈弁狭窄症では右図の点線のように狭窄した弁口の弁口面積を計測する．

弁膜症（Valvular Heart Disease：VHD） 4

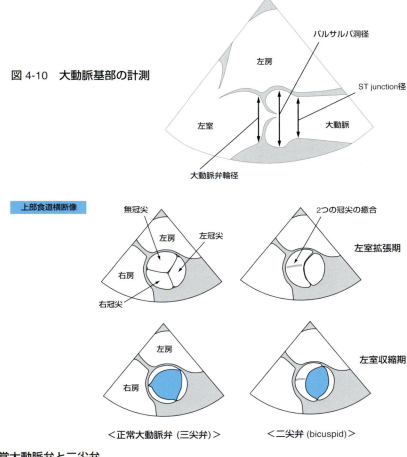

図 4-10　大動脈基部の計測

図 4-11　正常大動脈弁と二尖弁

④ AS をきたした原因疾患の鑑別：

二尖弁：最も多い先天性心疾患で，40 歳以下で大動脈弁に石灰化を認めたら必ず疑う。上部食道横断像（0～30 度）にて，図 4-11 のように 2 弁であるかをチェックする。上部食道縦断像（120 度）では大動脈弁の収縮期ドーミング（doming）や拡張期の弁尖逸脱を認めることが多く，Valsalva 洞や上行大動脈の拡大をきたすことも多い。多くは AS をきたすが（80％），大動脈弁閉鎖不全（AR）が主体のこともある。

II. 疾患各論

石灰化性：加齢に伴うもので高齢者に多く見られ，AS の原因として最も高頻度である。大動脈弁の弁尖（特に弁腹部に強い）と弁輪部の石灰化を来たし，同時に僧帽弁輪部（特に後方弁輪部）にも石灰化を伴っていることが多い。

リウマチ性：多くは僧帽弁狭窄症（MS）を合併するため，僧帽弁をチェックする。僧帽弁では弁尖の先端を中心とした肥厚と前尖の拡張期ドーミング（doming）が特徴的である。

4. ドプラ法

大動脈弁口の血流速度の増大（図 4-9 の下図参照）：大動脈弁狭窄症では大動脈弁口の血流は速くなり（正常では 0.9〜1.7 m/sec），断層法による弁口面積の計測とともに連続波ドプラ法を用いて大動脈弁口の血流速度を測定する。大動脈弁口の血流速度の計測には大動脈弁の血流とビームの方向がより平行になる経胃縦断像（120 度）がよい。しかし表面が粗な胃内では探触子との接触が悪いことがあり，経胸壁心エコーで十分なことが多い。

第 3 章で述べたように，$\Delta P = 4 \times V^2$ の式を用いて左室-大動脈間の収縮期圧較差（mmHg）を大動脈弁口の血流速度（m/sec）より推測できる。

> 左室-大動脈間圧較差（mmHg）＝4×（大動脈弁口血流速）^{2}

大動脈弁口の血流速度が 4 m/sec ならば，4×4^2 で 64 mmHg の圧較差が左室-大動脈間にあると推測できる。ドプラ法では瞬時の最大圧較差を算出しており，心臓カテーテル検査の peak to peak 圧較差とは厳密には同一でないが，両者の相関は非常によい。最大圧較差 64 mmHg 以上（最大血流速度 4.0 m/sec 以上）を重症 AS とするが，大動脈弁口の血流速波形をトレースすると平均圧較差も自動で計測され，平均圧較差 40 mmHg 以上を重症 AS とする。大動脈弁狭窄症の重症度評価では圧較差の測定で十分なことが多い。しかし左室収縮能低下例では，このような圧較差による評価では AS の重症度を過小評価してしまうため，断層法による弁口面積の計測が必要である。

弁膜症（Valvular Heart Disease：VHD） 4

左室-大動脈間圧較差と重症度

狭窄度	最大圧較差（最大血流速度）	平均圧較差
軽度（mild）	16〜36 mmHg（2.0〜3.0 m/sec）	＜25 mmHg
中等度（moderate）	36〜64 mmHg（3.0〜4.0 m/sec）	25〜40 mmHg
重症（severe）	＞64 mmHg（＞4.0 m/sec）	＞40 mmHg

■大動脈弁狭窄症（AS）の経食道心エコー検査の Key Points

▽断層法：

1. 大動脈弁の可動性低下と肥厚・石灰化
2. AS をきたした原因疾患の鑑別
   ▶ 石灰化性（主に弁腹と弁輪部の石灰化，僧帽弁輪部にも石灰化，高齢者）
   ▶ 二尖弁（収縮期 doming や拡張期逸脱，比較的若年者）
   ▶ リウマチ性（僧帽弁狭窄症の合併）
3. 弁口面積の計測
   ▶ 上部食道横断像（0〜30 度）で最小となる弁口の内周をトレース
   ▶ 弁口面積＜1.0 cm² を重症 AS
4. 大動脈基部の計測（術前評価）
   ▶ 人工弁のサイズ決定に大動脈弁輪径，バルサルバ洞径，ST junction 径の測定
   ▶ 上部食道縦断像（120 度）で計測

▽ドプラ法：

1. 左室-大動脈間圧較差（mmHg）＝4×（大動脈弁口血流速）²
   ▶ 連続波ドプラ法で大動脈弁口血流速を測定
   ▶ 弁口血流とビームの方向がより平行になる経胃縦断像（120 度）がよい
   ▶ 最大圧較差＞64 mmHg もしくは平均圧較差＞40 mmHg を重症 AS

E 大動脈弁閉鎖不全症（Aortic Regurgitation：AR）

1. 病　因

1. 石灰化性（calcified）
2. 二尖弁（bicuspid）
3. 大動脈弁逸脱（aortic valve prolapse：AVP）
4. 感染性心内膜炎（infective endocarditis：IE）
5. 大動脈基部拡大（aortic root dilatation）
6. リウマチ性（rheumatic）

II. 疾患各論

2. 経食道心エコーの適応

　　大動脈弁は前胸壁に近いため，経胸壁心エコーの胸骨左縁長軸像において病変の程度を把握でき，大動脈弁閉鎖不全症の重症度も評価できる。それで十分なことが多いが，経食道心エコーでは大動脈弁をより鮮明に描出できるため，より正確な原因疾患の同定および病変の把握が必要な時に適応となる。

3. 断層法

　　カラードプラ法で AR を認めたら，断層法でその原因疾患を同定する。正常では数%しか AR を認めず，多少とも大動脈弁に異常があると考えられる。原因疾患を同定するには探触子が大動脈弁に近い上部食道横断像（0～30度）と縦断像（120度）で大動脈弁と大動脈基部をよく観察する。

① **石灰化性**：大動脈弁の弁尖と弁輪部の石灰化（calcification）。加齢に伴うもので高齢者に多く，僧帽弁輪部にも石灰化を伴っていることが多い。

② **二尖弁**：多くは大動脈弁狭窄症（AS）をきたすが，AR が主体のこともある。大動脈弁の収縮期 doming や拡張期脱脱を認めることが多く，Valsalva 洞や上行大動脈の拡大をきたす例も多い。特に40歳以下や偏心性（eccentric）の AR jet を認める場合には二尖弁を疑う。

③ **大動脈弁逸脱症**：左室拡張期に大動脈弁が左室内へ膨隆（prolapse）する。僧帽弁逸脱症を伴っていることも多い。

④ **感染性心内膜炎**：弁尖の左室側に付着した疣贅（vegetation）を認める。治癒に伴って vegetation のエコー輝度は亢進してくることが多い。

⑤ **大動脈基部拡大**：大動脈基部の拡大（>3.5 cm）に伴って AR をきたす。

⑥ **リウマチ性**：主に大動脈弁の弁尖に肥厚・石灰化を認める。多くは僧帽弁狭窄症（MS）を合併し，僧帽弁では弁尖の先端を中心とした肥厚と前尖の拡張期ドーミングが特徴的である。

4. ドプラ法

① **左室内への大動脈弁逆流ジェット（AR jet）**：大動脈弁閉鎖不全（AR）の診断には左室拡張期に左室内へ向かう大動脈弁逆流ジェットの検出が必須である。カラードプラ法では左室内にモザイクを伴う AR jet が描出される。

弁膜症 (Valvular Heart Disease : VHD) 4

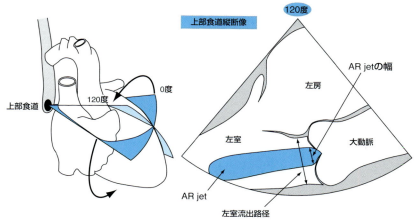

図 4-12 大動脈弁閉鎖不全症の重症度判定

② **AR の重症度判定**（図 4-12）：経食道心エコーにおける AR の重症度は経胸壁心エコーに準じ，上部食道縦断像（120 度）においてカラードプラ法で大動脈弁直下での AR jet の幅と左室流出路径との比より判定する。

AR jet の幅／左室流出路径		
<25%	mild	（軽度）
25〜65%	moderate	（中等度）
>65%	severe	（重症）

僧帽弁閉鎖不全（MR）と同様に，逆流弁口を通る AR の vena contracta の幅からも AR の重症度を判定できる。特に偏心性の AR jet では有用な指標となる。AR の vena contracta の幅が<3 mm では軽度，3〜6 mm は中等度，>6 mm は重症 AR を示唆する。

AR vena contracta の幅		
<3 mm	mild	（軽度）
3〜6 mm	moderate	（中等度）
>6 mm	severe	（重症）

■**大動脈弁閉鎖不全の手術適応**

重症の AR で息切れなどの症状のある例では手術適応となるが，無症状でも左室収縮末期径>50 mm もしくは左室収縮能低下（左室駆出率<50%）のある例では手術が推奨されている．

II. 疾患各論

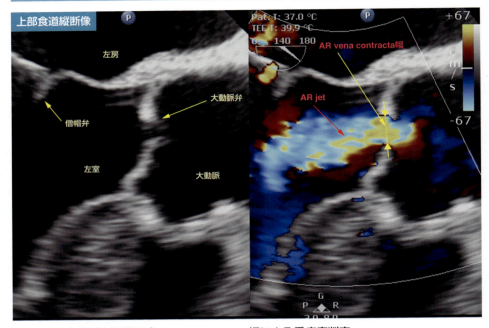

写真 4-6　大動脈弁閉鎖不全の vena contracta 幅による重症度判定
右図のように，逆流弁口を通る AR の vena contracta の幅を測定する．

■大動脈弁閉鎖不全症（AR）の経食道心エコー検査の Key Points

▽断層法：
1. AR をきたした原因疾患の鑑別
   - ▶ 石灰化性（主に弁腹と弁輪部の石灰化，僧帽弁輪部にも石灰化，高齢者）
   - ▶ 二尖弁（大動脈弁の収縮期 doming や拡張期逸脱，比較的若年者）
   - ▶ 感染性心内膜炎（弁尖の左室側に vegetation）
   - ▶ 大動脈基部拡大（大動脈基部径 ≧ 3.5 cm）
   - ▶ リウマチ性（MS の合併）
2. 上行大動脈基部の計測（術前評価）
   - ▶ 人工弁のサイズ決定に大動脈弁輪径，バルサルバ洞径，ST junction 径を測定
   - ▶ 上部食道縦断像（120 度）で計測

▽ドプラ法：AR の重症度判定
   - ▶ カラードプラ法で，左室拡張期に左室内の大動脈弁逆流ジェットの検出
   - ▶ 重症度は AR jet の幅／左室流出路径との比（＞65％を重症）と AR vena contracta 幅（＞6 mm を重症）から判定

弁膜症（Valvular Heart Disease : VHD） 4

F 感染性心内膜炎（Infective Endocarditis : IE）

1. 病　因

　　85%の例では弁膜症（僧帽弁閉鎖不全症，大動脈弁閉鎖不全症），先天性心疾患（心室中隔欠損症，動脈管開存症）や心筋症などの基礎心疾患があり，そこに細菌などが感染して心臓内に**疣贅**（vegetation）を形成する。多くは抜歯などによる菌血症が起こって2週間以内に発症する。

2. 経食道心エコーの適応

　　経胸壁心エコーでも30〜80%の例では vegetation を描出しうるが，5mm以下のものや発症後1週間以内の急性期では非常に検出しにくい。しかし経食道心エコーでは vegetation を90%以上描出でき，弁周囲膿瘍などの合併症も詳細に評価できる。IE 例および IE が強く疑われる例では経胸壁心エコーだけでなく，経食道心エコーも施行する。さらに IE 例では1〜2週後にも再度経食道心エコーで経過観察する。

3. 断層法（図 4-13）

① **疣贅**（vegetation）：vegetation は基礎疾患のある弁に付着するが，僧帽弁が最も高頻度である（僧帽弁85%，大動脈弁55%，三尖弁20%，肺動脈弁1%）。vegetation の付着する部位は，僧帽弁閉鎖不全症では僧帽弁の左房側の弁腹に，大動脈弁閉鎖不全症では大動脈弁の左室側の弁腹に付着する。

経食道心エコーで僧帽弁と大動脈弁をチェックするには上部食道縦断像（120度）でプローブ自体を左右に回して弁全体をよく調べる。三尖弁は中部食道横断像（四腔像）でチェックするが，三尖弁と肺動脈弁については経胸壁心エコーより優るとはいえない。20%の例では2つ以上の弁に vegetation を持つため，4弁ともチェックする必要がある。

抗菌薬が奏効すると，経過とともに vegetation のエコー輝度は亢進し，フラフラした動きも少なくなる。しかし大きさは50%近くの例ではあまり縮小しないとされ，経食道心エコーで治癒したかどうかの判断は難しい。なお可動性のある10 mm以上の vegetation は塞栓症の危険が高いとされる。

II. 疾患各論

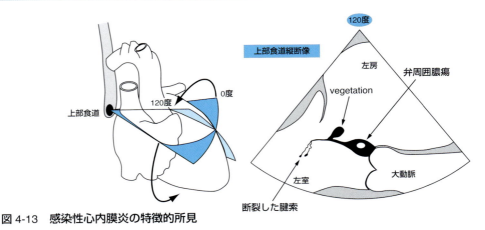

図 4-13　感染性心内膜炎の特徴的所見

☞ 合併症

a) **弁周囲膿瘍**（ring abscess）：典型的には，弁輪部に中心部の抜けた echo-free space として認めるが，必ずしも echo-free とは限らない。abscess の 75% は大動脈弁輪部（特に房室結節に近い心室中隔側）に認め，心内腔と交通していることが多い。経胸壁心エコーでは 20% しか描出できないが，経食道心エコーでは 90% の例で診断できる。

b) **腱索断裂**（ruptured chordae tendineae）：腱索にも感染が及ぶと断裂をきたし，弁の逆流は増悪する。さらに腱索断裂が進むと，弁が反転（flail valve）するようになる。断裂した腱索は弁尖に付着してヒラヒラする糸状構造物として描出される。経胸壁心エコーでは 35% 程度だが，経食道心エコーでは 100% 描出できる。

☞ 基礎心疾患の検索

85% の例で基礎心疾患があり，vegetation はその異常部位に付着する。

4. ドプラ法

弁逆流の有無：弁に感染すると多少とも弁逆流をきたし，僧帽弁閉鎖不全症など弁膜症ではさらに逆流は増悪する。カラードプラ法を用いて弁逆流の有無と重症度を必ずチェックする。特にブドウ球菌による IE や大動脈弁の IE は弁周囲膿瘍や弁閉鎖不全からの心不全を併発しやすい点は要注意である。

弁膜症（Valvular Heart Disease：VHD） 4

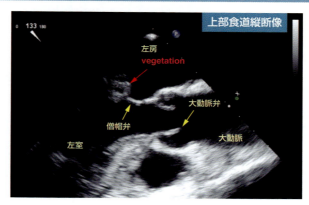

写真 4-7　感染性心内膜炎例
僧帽弁の後尖に付着した vegetation を認める．

■感染性心内膜炎（IE）の経食道心エコー検査の Key Points

▽断層法：
1. **疣贅（vegetation）の描出**
   ▶ 僧帽弁と大動脈弁は上部食道縦断像（120度）でプローブ自体を左右に回して弁全体をよく調べる
   ▶ 三尖弁は中部食道横断像（四腔像）でチェックする
   ▶ 疣贅は基礎心疾患のある弁に付着し，僧帽弁が高頻度
   ▶ MR では僧帽弁の左房側，AR では大動脈弁の左室側の弁腹に付着
2. **合併症の有無**
   ▶ 弁周囲膿瘍（弁輪部に中心部の抜けた echo-free space）
   ▶ 腱索断裂（腱索に感染が及ぶと断裂をきたして MR は増悪）
3. **基礎心疾患の検索**
   ▶ 85％は弁膜症（MR，AR）や先天性心疾患（VSD）などの基礎心疾患あり

▽**ドプラ法**：弁逆流の有無と重症度の評価
   ▶ 弁に感染すると多少とも弁逆流をきたし，MR，AR などの逆流は増悪
   ▶ カラードプラ法で弁逆流の有無と重症度をチェック
   ▶ ブドウ球菌の IE と大動脈弁の IE は弁閉鎖不全の進行や弁周囲膿瘍に注意

II. 疾患各論

G 人工弁機能不全 (Prosthetic Valve Dysfunction)

1. 経食道心エコーの適応

　　　　機械弁では弁のエコー輝度が高くて音響陰影 (acoustic shadow) や多重反射を生じ，生体弁でも弁周囲 ring のために多重反射を起こしやすい。そのため経胸壁心エコーでは，僧帽弁位の人工弁において血栓 (clot) や疣贅 (vegetation) といった弁の異常を診断することは極めて難しい。しかし経食道心エコーでは僧帽弁位の人工弁の血栓や vegetation を容易に描出でき，弁逆流もほぼ 100% 検出しうるだけでなく逆流の程度や部位も評価できる。僧帽弁位の人工弁に異常が疑われたら経食道心エコーを施行すべきである。

　　　　大動脈弁位の人工弁は経食道心エコーではビームと大動脈弁の方向が 90 度となりやすく，経胸壁心エコーより必ずしも優るとはいえない。ただし，異常は疑われるが経胸壁心エコーでは十分に評価できない時には，経食道心エコーの適応となる。

2. 断層法

　　　　僧帽弁位の人工弁では，図 4-14 のように上部食道縦断像（120 度）にて人工弁の左房側が鮮明に描出できる。しかし大動脈弁位の人工弁については上部食道縦断像ではビームと大動脈弁の方向が 90 度となり，経胃縦断像で評価する方がよい。

① **血栓形成** (clot formation)：僧帽弁位の人工弁では左房側に突出して付着した mass として認められる最も一般的な合併症で，人工弁狭窄の 90% は血栓によるものである。5 mm以上の血栓は合併症を併発しやすいとされる。

② **弁の裂開** (valve dehiscence)：僧帽弁位の人工弁では左室収縮期に左房内へ，大動脈弁位の人工弁では左室拡張期に左室内に突出する rocking motion を示し，多くは弁逆流を合併する。

③ **弁の疣贅** (vegetation)：感染性心内膜炎は一般的な合併症のひとつである。vegetation は縫合リング (sewing ring) 近辺に認められることが多く，弁周囲膿瘍は大動脈弁と僧帽弁の移行部に好発する。

弁膜症（Valvular Heart Disease：VHD） 4

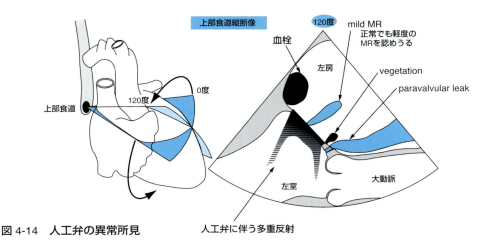

図 4-14　人工弁の異常所見

3. **ドプラ法**

① **弁狭窄**：人工弁では本来の弁より通過する血流は速く，その程度は人工弁の種類によって多少異なる。僧帽弁位の人工弁では弁口の血流速度が 2.0 m/sec 以上，大動脈弁位では 3.0 m/sec 以上の時に異常とする。僧帽弁口の血流速度は中部食道縦断像（120 度）または横断像（四腔像）を，大動脈弁口では経胃縦断像（120 度）を用いて連続波ドプラ法で計測する。

　大動脈弁狭窄症と同様に，人工弁でも $\Delta P = 4 \times V^2$ の式を用いて圧較差を推測できる。人工弁口の血流速度が 3 m/sec ならば $4 \times 3^2 = 36$ mmHg の圧較差があると推測される。

$$人工弁の圧較差（mmHg）= 4 \times （人工弁口の血流速）^2$$

② **弁逆流**：正常の人工弁でもほとんどの例で軽度の弁逆流は存在するが，カラードプラ法を用いて弁逆流の有無と程度をチェックする。僧帽弁位の人工弁においては経胸壁心エコーでは人工弁による音響陰影と多重反射のため病的弁逆流の 40％しか診断できない。しかし経食道心エコーではほぼ 100％検出でき，逆流の程度と部位すなわち弁の中心部（transvalvular）か sewing ring 近辺（paravalvular）か評価できる（図 4-14）。逆流の程度は通常の僧帽弁閉鎖不全症（MR）に準じ，カラードプラ法による MR jet area と MR mosaic area より判定する。

II. 疾患各論

■人工弁機能不全の経食道心エコー検査の Key Points

▽**断層法：**

1. **人工弁の描出**
   ▶ 経胸壁心エコーでは多重反射のため描出困難（特に僧帽弁位）
   ▶ 僧帽弁位の人工弁は上部食道縦断像（120度）で鮮明に描出できる
   ▶ 大動脈弁位の人工弁は上部食道縦断像でなく，経胃縦断像がよい

2. **合併症の有無の検索**
   ▶ 血栓形成（弁に付着する mass として認めうる最も一般的合併症）
   ▶ 弁の裂開（僧帽弁では収縮期に左房へ，大動脈弁では拡張期に左室へ突出する rocking motion）
   ▶ 弁の疣贅（機械弁では弁輪の縫着部位に多い）

▽**ドプラ法：**

1. **弁狭窄の有無と重症度の評価**
   ▶ 弁口の血流速が僧帽弁で＞2.0 m/sec，大動脈弁で＞3.0 m/sec を異常
   ▶ 人工弁の圧較差＝4×（弁口の血流速）^{2}

2. **弁逆流の有無と重症度の評価**
   ▶ カラードプラ法で弁逆流の有無をチェック
   ▶ 弁逆流部位（transvalvular か paravalvular）の診断
   ▶ MR の重症度はカラードプラ法による MR jet area と MR mosaic area より判定

5 心臓の腫瘍

Cardiac Tumors

A Normal Variants

知らないと心臓内腫瘍と間違えうるものが，健常人でも認められる normal variants である（図 5-1）。

1. **下大静脈弁（Eustachian valve）**：図 5-1 上図のように，右房内で下大静脈との移行部にみられる valve 状のもので，時に下大静脈からの血流を閉塞しうる。
2. **キアリ網（Chiari network）**：右房内に見られる細い filament 状のもの。

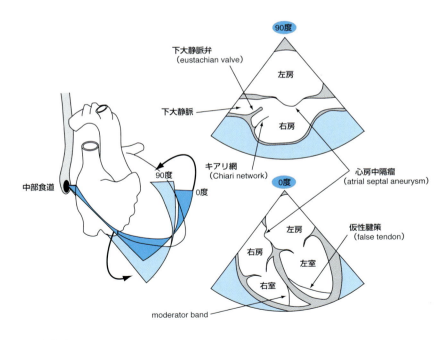

図 5-1 Normal Variants

II. 疾患各論

3. **moderator band**：右室内（特に心尖部付近）に見られる心室中隔と右室自由壁を繋ぐband状のもので，食道中部横断像（四腔像）にて描出される。
4. **仮性腱索**(false tendon)：左室内によく見られる心室中隔と左室自由壁を繋ぐ細いfilament状のもの。心筋梗塞例では心尖部の血栓と紛らわしいことがある。
5. **心房中隔瘤**(atrial septal aneurysm)：心房中隔が卵円窩のレベルで薄い瘤状の膜になったもので，両心房間の圧較差を反映してフラフラ動くoscillation motion（振幅＞10 mm）を示す。30％の例では卵円孔開存を合併する。塞栓症の原因のひとつにも考えられている。

B 心臓内腫瘍 (Cardiac Tumors)

1. 良性腫瘍 (benign tumors)

　　成人の原発性心臓腫瘍は**粘液腫**（myxoma）が大半を占める。粘液腫の95％は心房（左房75％，右房20％）に発生し，典型例では断層法で図5-2のように心房中隔に付着した茎（stalk）を持つ可動性に富む柔らかい腫瘤として描出される。心房中隔に付着した茎を認めれば粘液腫として間違いない。左房粘液腫は腫瘤が左室拡張期に僧帽弁口へ移動して閉塞し，カラードプラ法では僧帽弁狭窄症のように僧帽弁口でモザイクを示すことが多い。良性腫瘍だが塞栓症の併発が多く，手術適応となる。稀に摘出後粘液腫が再発することがあり，術後も経過観察を必要とする。

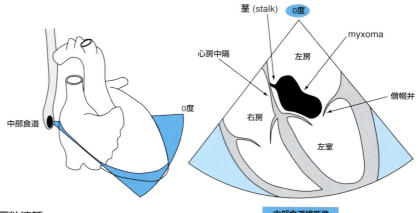

図5-2　左房粘液腫

心臓の腫瘍（Cardiac Tumors）5

粘液腫に限らず左房内の腫瘤は，その性状や進展および茎の有無が評価できる経食道心エコーの適応である。粘液腫と鑑別すべきものに左房内血栓があるが，多くは左心耳または左房後壁に付着した茎のない腫瘤として描出され，モヤモヤエコーを伴っていることが多い。

他に良性腫瘍としては，乳頭状線維弾性腫（papillary fibroelastoma）が比較的多く，横紋筋腫（rhabdomyoma）は稀である。**乳頭状線維弾性腫**は有茎性のことが多く，大動脈弁の大動脈側，次いで僧帽弁に付着することの多い1cm以下の小さな腫瘤で，比較的高齢者に多い。横紋筋腫の多くは心室内に認める乳児の腫瘤である。

左房以外の腫瘤は経胸壁心エコーでも同程度に描出しうるが，不十分な例では経食道心エコーの適応といえる。

2. 悪性腫瘍（malignant tumors）

原発性の悪性腫瘍としては，血管肉腫（angiosarcoma）や横紋筋肉腫（rhabdomyosarcoma）があるが非常に稀である。血管肉腫は進行速度が早い予後不良の腫瘍で，若年者において右房もしくは右室から発生することが多い。経食道心エコーでは腫瘤の性状や部位を詳細に評価できる。左房内腫瘤でも心房中隔でない左房壁にべったりと付着して肺静脈へ進展する腫瘤は明らかに悪性である。

転移性腫瘍が悪性腫瘍の大半を占める。心臓へは下大静脈または上大静脈から直接浸潤することもあるが，多くは心膜への転移または直接浸潤による癌性心膜炎の結果，心嚢液貯留として出現する。肺癌と乳癌が多いが，心臓に転移しやすいものにメラノーマと悪性リンパ腫がある。

C 左房内血栓（LA Thrombus）

1. 病　因

左房内血栓の多くは心房細動もしくは僧帽弁疾患例である。血栓の付着する部位として，35％の例では左心耳（LA appendage）と左房の両方に認めるが，50％以上の例は左心耳のみに認める。心房細動では左心耳が収縮せずに血液がうっ滞するただの袋となるため血栓が形成されやすい。

II. 疾患各論

2. 経食道心エコーの適応

　　　　経胸壁心エコーでは左房内血栓の 30～60％しか描出されず，血栓が最もできやすい左心耳は描出困難である．経食道心エコーでは左心耳内に限局した血栓も 100％描出でき，脳塞栓など塞栓症が疑われる例では経食道心エコーで左房内血栓の有無をチェックする．

　　　　48 時間以上持続した心房細動では，3 週間以上抗凝固療法を行った後に除細動を行うべきとされるが，経食道心エコーで左房内血栓を認めなければすぐに電気的除細動を行うことが可能とされる．

3. 断層法

　　　　左心耳を描出するには，図 5-3 のように上部食道横断像（0 度）および縦断像（90 度）がよい．左心耳の表面は左房内とは異なり**櫛状筋**（muscular ridge）のために粗となっており，櫛状筋を血栓と間違えないように注意する．ただし発達したものは血栓との鑑別が難しいことがある．また左心耳と左上肺静脈の境界部が丸く突出するものを**クマジン稜**（coumadin ridge）と呼ぶが，左房腫瘤や血栓と間違えないように注意する．特に経胸壁心エコーではクマジン稜が左房腫瘤に見えやすい（写真 5-1）．

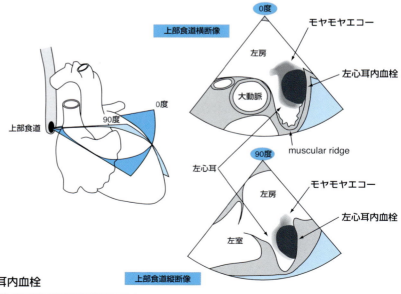

図 5-3　左心耳内血栓

心臓の腫瘍 (Cardiac Tumors) 5

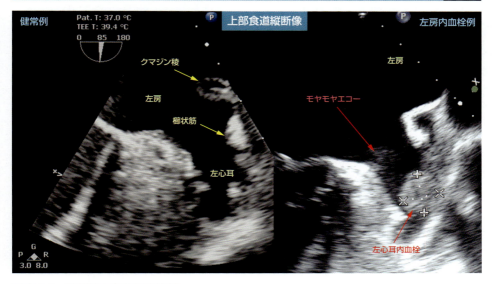

写真 5-1　櫛状筋と左心耳内血栓
左図のように左心耳内の櫛状筋を血栓と間違えないように注意する．右図のように，左心耳内の血栓ではモヤモヤエコーを伴っていることが多い．

① **血栓**（thrombus）：左房内血栓の 50%以上は左心耳に限局した mass として認められるが，形成されて間もない血栓はエコー輝度が低いため見落としやすい．左房内血栓の 90%はモヤモヤエコーを伴っている．

② **モヤモヤエコー**（spontaneous echo contrast）：心房細動例の 60%は左房内にスモーク状のモヤモヤエコーを認め，モヤモヤエコーの存在は血栓が形成されやすいことを示唆する．

4. ドプラ法

　　パルスドプラ法で左心耳入口部の血流速度を測定すると，正常の洞調律例では 50cm/sec 以上であるが，心房細動例では血流速度は低下し，20cm/sec 未満は左心耳内が血栓を形成しやすい状態とされる．

II. 疾患各論

D 心尖部血栓（Apical Thrombus）

1. 病　因

　　　　心筋梗塞や拡張型心筋症では，瘤状となった心尖部の壁に付着した壁在血栓（mural thrombus）を認める。心筋梗塞では発症 1 週間後に多く認めるが，この時期ではエコー輝度が低くて見落としやすい。

2. 経食道心エコーの適応

　　　　心尖部血栓は経胸壁心エコーの心尖部断面像で十分描出できる。しかし，心尖部血栓が強く疑われるが経胸壁心エコーで描出できない時には経食道心エコーの適応となる。

3. 断層法

① **血栓**（thrombus）：瘤状となった心尖部の壁に付着する mass として認めるが，左室内に突出してフラフラ動く血栓は塞栓症を起こしやすい。心尖部血栓を描出するには経胃縦断像がよい。しかし胃内は表面が粗であり，探触子との接触が悪く見にくいことがある。その際は中部食道横断像（四腔像）または縦断像を用いるが，プローブの先端をより後屈する必要がある。

② **心尖部心室瘤**（apical aneurysm）：心尖部血栓は通常，心室瘤または無収縮となった心尖部に認められる。心尖部の壁運動が保たれているのに mass 様に見える時は，心尖部が斜めに描出された artifact の可能性が高い。

E 塞栓症の原因（Cardiac Sources of Embolism）

　　　　塞栓症の原因として以下のものがあるが，経食道心エコーではいずれも経胸壁心エコーより正確に診断できるので，塞栓症が強く疑われる例では経食道心エコーを施行する。

① **左房内血栓**（LA thrombus）と**心尖部血栓**（apical thrombus）：確立された塞栓症の原因であり，心腔内に突出してフラフラ動く血栓ほど塞栓症を起こしやすい。血栓を伴って認められるモヤモヤエコー（spontaneous echo contrast）は塞栓症例で多く認めるが，単独では塞栓症の原因としてまだ確立されていない。

心臓の腫瘍（Cardiac Tumors） 5

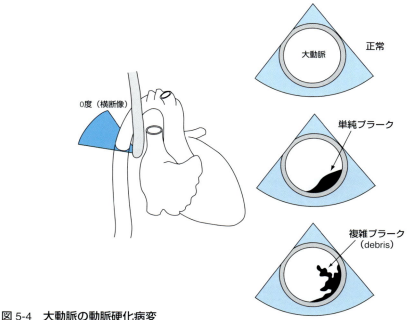

図5-4 大動脈の動脈硬化病変

② **感染性心内膜炎の疣贅**（vegetation）：10mm以上のフラフラ動くvegetationでは塞栓症を起こしやすい。

③ **心臓内腫瘍**：左房粘液腫は良性腫瘍だが塞栓症の併発が多く，手術適応となる。

④ **大動脈の動脈硬化病変**（aortic debris）：動脈硬化によるもので，大動脈弓から下行大動脈にかけて多く認められる。図5-4の下図のように，大動脈内に5mm以上突出した辺縁不整な複雑プラーク（debris）は塞栓症の原因になりやすい（写真5-2）。

⑤ **卵円孔開存**（patent foramen ovale）：卵円孔開存は一次中隔と二次中隔が癒合せずにスリット状に重なったもので，10～20％の例で認められる。下肢静脈血栓症を合併する例では塞栓症の原因になりうるが，通常では心房内圧は左房圧の方がわずかに高いので全身性塞栓症は起こらない。しかし何らかの原因で一時的に右房圧が左房圧より高くなると，右→左シャントをきたして静脈血栓が塞栓症の原因になりうる。

II. 疾患各論

断層法では心房中隔が2枚重なっているように見えるため，カラードプラ法で左→右シャントを確認するが（写真5-3），その際は通常より速度レンジを20～40cm/secに落として観察するとよい。卵円孔開存の確診には，用手撹拌した生理食塩水を静注して行うコントラストエコー検査が有用である。経食道心エコー中に右房が生食の小バブルで造影されたらすぐに Valsalva 手技を行うと，開存した卵円孔を通じて左房にバブルが入るのが確認できる。

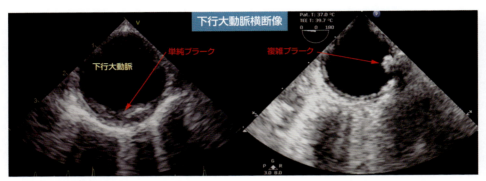

写真 5-2　大動脈のプラーク
左図のような三日月型のプラークを単純プラーク，右図のような辺縁不整のプラークを複雑プラークと呼ぶ．

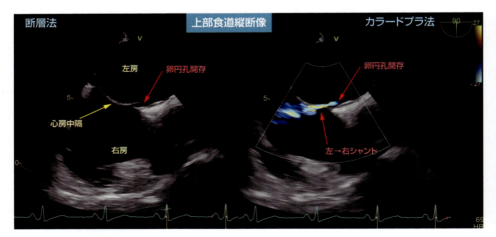

写真 5-3　卵円孔開存
断層法では心房中隔に隙間のような卵円孔開存を認め，カラードプラ法で左→右シャントを認める．

心臓の腫瘍（Cardiac Tumors）　5

⑥ **心房中隔瘤**（atrial septal aneurysm）：合併する卵円孔開存（30〜70%）および瘤状の心房中隔瘤内に血栓が形成される可能性があるため，塞栓症の原因になるとされるが，病因としては確立されていない。

■心臓内腫瘍および血栓の経食道心エコー検査の Key Points

▽**Normal Variants**：知らないと心臓内腫瘍や血栓と間違えうる

1. **下大静脈弁**：右房内で下大静脈との移行部にみられる valve 状のもの
2. **キアリ網**：右房内に見られる細い filament 状のもの
3. **moderator band**：右室内の心室中隔と右室自由壁を繋ぐ band 状のもの
4. **仮性腱索**：左室内の心室中隔と左室自由壁を繋ぐ filament 状のもの
5. **心房中隔瘤**：心房中隔が卵円窩のレベルで薄い瘤状の膜になったもの

▽**心臓の腫瘍**

1. **良性腫瘍**：原発性心臓腫瘍の大半が粘液腫（myxoma）
   - ▶ 粘液腫の 75%は左房，20%は右房に発生，心房中隔に付着した茎を持つ可動性に富む腫瘍として描出
   - ▶ 乳頭状線維弾性腫は有茎性で大動脈弁に付着することの多い 1cm 以下の腫瘍
2. **悪性腫瘍**：転移性腫瘍（肺癌，乳癌，メラノーマ，悪性リンパ腫）が多く，癌性心膜炎に伴う心嚢液貯留として認めることが多い

▽**血　栓**

1. **左房内血栓**：50%以上は左心耳に限局した mass として認める
   - ▶ 左心耳の描出には上部食道横断像（0 度）と縦断像（90 度）がよい
   - ▶ 発達した muscular ridge を血栓と間違えないように注意
   - ▶ 血栓の 90%はモヤモヤエコーを伴う
   - ▶ パルスドプラ法で左心耳入口部の血流速度＜20cm/sec は血栓を形成しやすい
2. **心尖部血栓**：瘤状となった心尖部の壁に付着した壁在血栓
   - ▶ 心筋梗塞では発症 1 週間後に多いが，エコー輝度が低くて見落としやすい
   - ▶ 心尖部血栓の描出には経胃縦断像がよい

▽**塞栓症の原因の検索**：塞栓症が強く疑われる例は経食道心エコーの適応

1. 左房内血栓と心尖部血栓
2. 感染性心内膜炎の疣贅
3. 心臓内腫瘍 (特に左房粘液腫)
4. 大動脈の動脈硬化病変（特に突出した辺縁不整な複雑プラーク）
5. 卵円孔開存と心房中隔瘤

II. 疾患各論

Diseases of the Aorta

6 大動脈疾患

A 大動脈解離（Aortic Dissection）

1. 病　因

　　大動脈解離では，動脈硬化などでもろくなった大動脈内膜に突然亀裂を生じ，大動脈壁が裂けて大動脈内腔が**解離内膜**（intimal flap）によって真腔（true lumen）と**偽腔**（false lumen）に二分される。成因としては動脈硬化によるものがほとんどで，高血圧のある高齢者に多いが，若年者ではMarfan症候群にみられる。

2. 病型分類

　　病型分類としてはDe Bakey**分類**が有名で，図6-1のように上行大動脈から下行大動脈まで解離が及んだI型，上行大動脈のみのII型，下行大動脈のみのIII型に分類される。I型とII型解離は緊急手術の適応となり，正確な病型診断が重要である。最近はStanford**分類**も用いられ，上行大動脈を含むか含まないかでA型（中枢型）とB型（末梢型）に分類し，A型解離は緊急手術の適応となる。

3. 経食道心エコーの適応

　　経食道心エコーは食道と胸部下行大動脈が近接しているために下行大動脈は鮮明に描出でき，intimal flapだけでなくinitial tearも描出できる。上行大動脈も描出でき，大動脈解離の99%は診断できる。CTやMRIに比べて迅速かつベッドサイドで施行でき，造影剤も不要という利点がある。無侵襲ではないが，鎮静剤を適宜使用すれば過度の血圧上昇や合併症なく行なうことができる。しかしながら経食道心エコー，造影CT，MRIの診断精度は同等とされており，大動脈解離が疑われる例では経食道心エコー，CTもしくはMRIのいずれかを施行することになる。

大動脈疾患（Diseases of the Aorta） 6

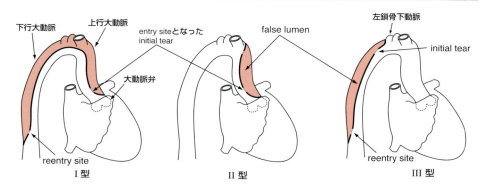

図 6-1　De Bakey の病型分類

4. 断層法・ドプラ法（図 6-2）

　　上行大動脈は 0 度の上部食道横断像で横断面が描出される。プローブを少しずつ引き抜きながら大動脈弁より上方に上行大動脈を観察していくが，数 cm で気管が介在して見えなくなる（blind zone）。しかし 120 度の縦断像では上行大動脈は縦断面となって大動脈弁より 10 cm 程度上方まで描出できる。

　　下行大動脈は食道の背部に位置するため，プローブを 180 度反転させると下行大動脈の横断面が描出される。プローブの先端を胃内まで進めてから 180 度反転し，少しずつ引き抜いて下行大動脈を大動脈弓までチェックしていく。90 度の縦断像では下行大動脈の縦断面が得られる。

① **解離内膜（intimal flap）**：断層法にて大動脈内腔を横切る膜として描出され，大動脈解離の診断の決め手となる。なお動脈硬化の強い大動脈では血管壁の石灰化や多重反射による artifact のため解離があるように見えやすく，必ず 1 断面像だけでなく他の断面像でも確認する必要がある。さらに装置設定の深度を変更した時に消失すれば artifact の可能性が高く，カラードプラ法の併用も有用である。

　　カラードプラ法では intimal flap を挟んで真腔（true lumen）と偽腔（false lumen）の血流を観察しうる。真腔では収縮期に末梢側への forward flow を認めて内径も拡大するが，偽腔では真腔より遅れるか flow を認めにくい。

II. 疾患各論

図 6-2　大動脈解離

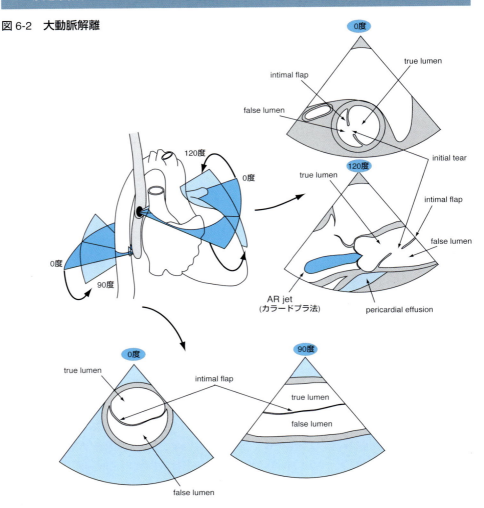

　② initial tear：大動脈内膜に亀裂が始まった部分を initial tear といい，この部分より偽腔内へ血液が流入する（entry site）。initial tear は I 型・II 型解離では上行大動脈の大動脈弁より数 cm 上方に，III 型解離では下行大動脈の左鎖骨下動脈分岐部直下に生じやすい。カラードプラ法を用いて initial tear を通って偽腔へ流入する血流を 90% の例で描出しうる。

大動脈疾患（Diseases of the Aorta）

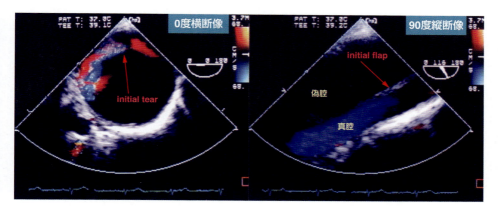

写真 6-1　III 型大動脈解離例（下行大動脈）
左図のように，横断像では initial tear より偽腔に入る血流を認め，右図の縦断像では真腔と偽腔の間に intimal flap を認める．真腔には血流を認めるが偽腔にはほとんど血流を認めない．

③ **大動脈弁閉鎖不全症（AR）**：上行大動脈を含む I 型・II 型解離では上行大動脈の拡大を伴うことが多く，解離が大動脈弁輪部に及ぶと AR を合併する．カラードプラ法にて AR の有無と程度をチェックする．

④ **心嚢液貯留（pericardial effusion）**：上行大動脈を含む I 型・II 型解離では解離が心膜にまで及ぶと，血性心嚢液の貯留さらには心タンポナーデをきたす．そのため，少量でも心嚢液の貯留は不吉なサインといえ，要注意である．

⑤ **続発性心筋梗塞**：上行大動脈の起始部に解離が及ぶと，冠動脈の閉塞を起こす（1%）．右冠動脈閉塞に伴う下壁梗塞が多く，上部食道横断像（0度）で解離が右冠動脈に及んでいないかチェックする．

II. 疾患各論

■大動脈解離の経食道心エコー検査の Key Points

▽**断層法・ドプラ法：**

▶ 上行大動脈は 0 度の上部食道横断像で横断面が描出され，プローブを少しずつ引き抜いて大動脈弁より上方に観察．120 度の縦断像では縦断面として大動脈弁より約 10 cm 上方まで描出できる

▶ 下行大動脈はプローブを胃内まで進めてから 180 度反転し，少しずつ引き抜いて大動脈弓まで観察．90 度の縦断像で縦断面が得られる

1．解離内膜（intimal flap）

▶ 大動脈内腔を横切る膜として描出され，大動脈解離の診断の決め手

▶ 大動脈石灰化などによる artifact が flap に見えやすい点に注意

▶ カラードプラ法で intimal flap を挟んで真腔と偽腔の血流を観察しうる

2．initial tear

▶ initial tear は I 型・II 型解離では大動脈弁より数 cm 上方に，III 型解離では下行大動脈の左鎖骨下動脈分岐部直下に認めうる

▶ カラードプラ法で initial tear から偽腔へ流入する血流を描出しうる

3．大動脈弁閉鎖不全症（AR）

▶ 解離が大動脈弁輪部に及ぶと AR を合併することが多い

▶ カラードプラ法で AR の有無と重症度をチェック

4．心嚢液貯留

▶ I 型・II 型解離では解離が心膜に及ぶと，血性心嚢液の貯留をきたす

5．続発性心筋梗塞

▶ 大動脈起始部に解離が及ぶと冠動脈を閉塞しうる（特に右冠動脈）

Congenital Heart Disease：CHD

7 先天性心疾患

A 心房中隔欠損症（Atrial Septal Defect：ASD）

1. 病 態

心房中隔に欠損孔（defect）があるために心房レベルで左→右シャントが起こり，左房と右房，右室で容量負荷となる。その結果，左房と右房，右室の拡大をきたす。しかし比較的無症状のことが多く，成人になって診断される例も多い。肺体血流量比（Qp／Qs）＞2.0では外科的手術の適応となるが，最近は経皮的デバイス閉鎖が可能となり，Qp／Qs＞1.5で適応となる。

2. 分 類

欠損孔の位置により，以下のように分類される。

1. **二次孔欠損（中心部欠損）**（secundum defect）：最も多い（70％）。欠損孔は**卵円孔**（foramen ovale）の位置に相当する（写真 7-1）。

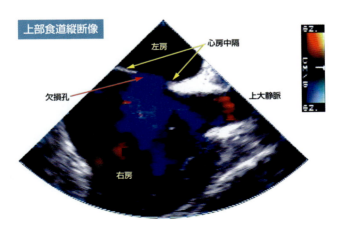

写真 7-1　心房中隔欠損（二次孔欠損）例
左房から右房へ青色のシャント血流を認める

2. **静脈洞欠損（上位欠損）**（sinus venosus defect）：心房中隔欠損症の15%。欠損孔は上大静脈との合流部に位置し，**部分肺静脈還流異常**（partial anomalous pulmonary venous return：PAPVR）を合併することが多い。

3. **一次孔欠損（下位欠損）**（primum defect）：心房中隔欠損症の15%。心室中隔まで欠損孔が及ぶことが多く，**心内膜床欠損症**(endocardial cushion defect：ECD)とも呼ぶ。僧帽弁前尖には特徴的な裂隙（cleft mitral valve）を認め，僧帽弁閉鎖不全症（MR）を併発しやすい。

3. 経食道心エコーの適応

経胸壁心エコーでも二次孔欠損の90%は描出できるが，静脈洞欠損は前胸壁から遠く診断は難しい（写真 7-2）。経食道心エコーでは心房中隔を鮮明に描出でき，静脈洞欠損を含めたいずれのASDも100%診断できる。さらに欠損孔の部位だけでなく大きさも詳細に評価でき，部分肺静脈還流異常の有無も診断できる。しかし手術適応を判断する上での肺体血流量比（Qp／Qs）の測定は経胸壁心エコーで行なうのがよい。ASD例およびASDが疑われる例（原因不明の右室と右房の拡大を認める例）では経食道心エコーを施行すべきである。

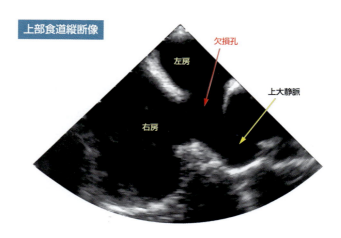

写真 7-2　心房中隔欠損（静脈洞欠損）例
上大静脈と右房との移行部に欠損孔を認める．

先天性心疾患（Congenital Heart Disease：CHD） 7

4. 断層法・ドプラ法

① **欠損孔(defect)の描出**（図 7-1）：最も多い二次孔欠損は上部食道横断像（0度）で心房中隔の卵円窩の部分が欠損となって描出される。欠損孔を画面の中央にして 90 度回転させた縦断像にすると，欠損孔を描出しやすく，上大静脈との位置関係もわかりやすい（図 7-1 中央）。およそ欠損孔の径が＞15 mm では Qp／Qs＞2.0 を示唆し，＞9 mm は Qp／Qs＞1.5 を示唆する。二次孔欠損は静脈洞欠損と異なり，上大静脈と欠損孔の間に心房中隔が存在することで鑑別できる。

静脈洞欠損は，上部食道横断像でプローブを頭側に引き戻して上大静脈と右房の移行部を描出すると，図 7-1 上図のように欠損孔が描出できる。90 度回転させた縦断像では欠損孔を描出しやすく上大静脈との位置関係もわかりやすい。二次孔欠損と異なり，静脈洞欠損では卵円窩に心房中隔が存在するが上大静脈と欠損孔の間には心房中隔が存在しない。なお正常でも心房中隔の卵円窩の部位は薄くなっており，gain を落とし過ぎると欠損孔のように見えるので注意する。

一次孔欠損は，上部食道断面像より中部食道横断像（四腔像）において，図 7-1 下図のように心室中隔近くに欠損孔が描出できる。心室中隔まで欠損が及んでいないかチェックする。

カラードプラ法では欠損孔を通って左房から右房に向かう異常血流を描出できる。肺静脈還流異常についても肺静脈が左房ではなく右房もしくは上大静脈に流入する血流が描出される。

② **部分肺静脈還流異常（PAPVR）**：図 7-2 に示すように肺静脈は 4 本とも上部食道横断像（0度）で描出できる。左右の上肺静脈は 90% 以上で描出しうるが，上肺静脈より少し足側の下肺静脈はそれより描出しにくい。上部食道横断像で描出できたら，90 度回転させて縦断像にすると各肺静脈の横断面が描出できる。なお右肺静脈では上下の肺静脈が 1 本になって左房に流入したり，中肺静脈が存在することがある。

部分肺静脈還流異常は静脈洞欠損の 80% 以上の例に，二次孔欠損の 10% に合併するが，ほとんどが図 7-1 上図のように右上肺静脈が右房もしくは上大静脈に流入するものである。手術する上では経食道心エコーで右肺静脈還流異常の存在を指摘するだけでなく，左肺静脈に異常がないことをチェックする必要がある。

II. 疾患各論

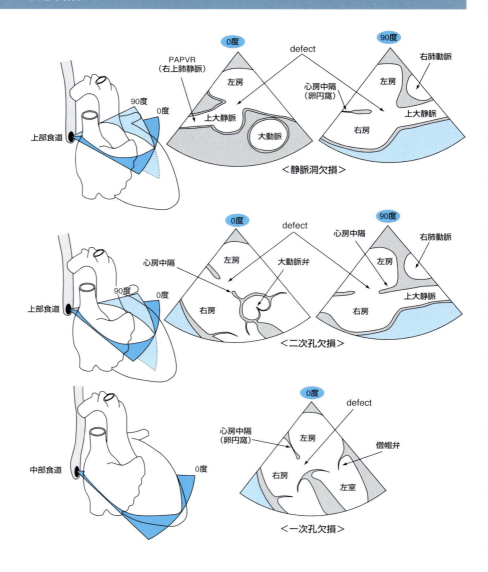

図 7-1 心房中隔欠損症の分類と欠損部位

先天性心疾患（Congenital Heart Disease：CHD） 7

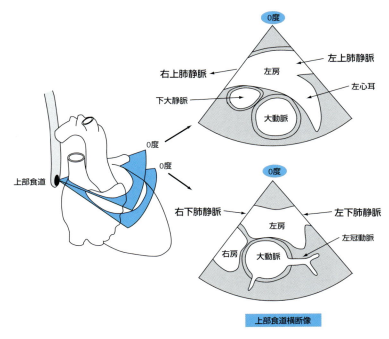

図 7-2　肺静脈の描出

■心房中隔欠損症の経皮的デバイス閉鎖
　近年 ASD の二次孔欠損は経皮的にカテーテルを用いて閉鎖することが可能となり，$Qp/Qs>1.5$（およそ欠損孔＞9 mm）では適応となる．その際，デバイスの留置には欠損孔の大きさが＜38 mm であるとともに，欠損孔の周囲に 5 mm 以上の周囲縁（rim）が必要とされる．そのため欠損孔の大きさと欠損孔から周囲の静脈口や心房壁への最短距離を 0 度と 90 度の断面像で計測する．

II. 疾患各論

■心房中隔欠損症（ASD）の経食道心エコー検査の Key Points

▽断層法：

1. 欠損孔（defect）の描出
- ▶ 欠損孔は上部食道横断像（0度）でまず描出する
- ▶ 縦断像（90度）は欠損孔を描出しやすく上大静脈との位置関係もわかりやすい
- ▶ 欠損孔の径＞15 mm は Qp／Qs＞2.0，＞9 mm は Qp／Qs＞1.5 を示唆する
- ▶ 二次孔欠損は上部食道横断像で卵円窩の部分に欠損孔を認める
- ▶ 静脈洞欠損は上大静脈と右房の移行部に欠損孔を認め，縦断像では二次孔欠損と異なり上大静脈と欠損孔の間に心房中隔が存在しない
- ▶ 一次孔欠損は中部食道横断像で心室中隔近くに欠損孔が描出できる

2. 部分肺静脈還流異常
- ▶ 肺静脈は4本とも上部食道横断像で描出でき，縦断像（90度）では各肺静脈の横断面が描出できる
- ▶ 部分肺静脈還流異常は，静脈洞欠損の80%以上，二次孔欠損の10%に合併
- ▶ 多くは右上肺静脈が右房もしくは上大静脈に流入するが，左肺静脈に異常がないこともチェック

▽ドプラ法：欠損孔を通る異常血流

- ▶ カラードプラ法で欠損孔を通って左房から右房に向かう異常血流を描出する
- ▶ 肺静脈還流異常も，肺静脈が左房ではなく右房もしくは上大静脈に流入する血流を描出する
- ▶ なお，肺体血流量比（Qp／Qs）の測定は経胸壁心エコーがよい

B 心室中隔欠損症（Ventricular Septal Defect：VSD）

1. 病 態

　　心室中隔に欠損孔（defect）があるため，心室レベルで左→右シャントが起こり，左室，左房と右室の容量負荷となる。その結果，左室，左房と右室の拡大をきたす。容量負荷の程度は欠損孔の大きさに強く影響され，小さな欠損ではほとんど容量負荷をきたさないが，大きな欠損では著明な左→右シャントのために肺高血圧症を合併して Eisenmenger 症候群になる。多くの心室中隔欠損症は著明な心雑音のため小児期に診断され，成人までに手術で修復されることが多い。

先天性心疾患（Congenital Heart Disease：CHD） 7

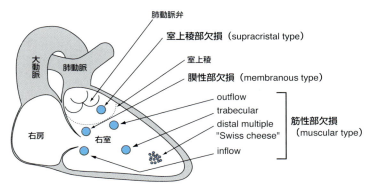

図 7-3　心室中隔欠損症の分類

2. 分　類（図 7-3）

欠損孔の位置により，下記のように分類される。

1. **室上稜部欠損**（supracristal type）：心室中隔欠損症の 5%。大動脈弁閉鎖不全症（AR）を合併しやすい。
2. **膜性部欠損**（membranous type）：最も多い（75%）。多くは筋性部まで欠損が及ぶため，perimembranous type と呼ぶことも多い。
3. **筋性部欠損**（muscular type）：心室中隔欠損症の 20%。筋性部欠損をさらに outflow，trabecular，inflow，distal multiple "Swiss cheese" に分けることもある。

3. 経食道心エコーの適応

経胸壁心エコーでは膜性部欠損の 95% は描出され，筋性部欠損も欠損孔の大きさによるが 40〜90% で描出できる。経食道心エコーでは心室中隔はより遠く（特に室上稜部），経胸壁心エコーより優れているとはいえない。そのため VSD が疑われるが経胸壁心エコーで十分描出できない時に経食道心エコーの適応となる。

4. 断層法・ドプラ法（図 7-4）

① **欠損孔（defect）の描出**：膜性部欠損では図 7-4 上図のように上部食道横断像（0 度）で三尖弁の心室中隔への付着部に欠損孔を認める。欠損孔を中央にして 120 度を回転した縦断像ではより描出しやすく左室流出路に欠損孔を認める。

II. 疾患各論

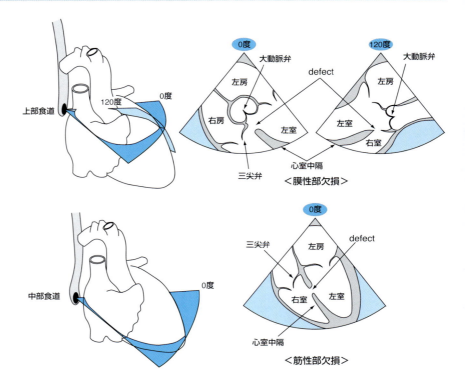

図 7-4　心室中隔欠損症

　筋性部欠損では図 7-4 下図のように中部食道横断像（四腔像）で心室中隔に欠損孔を描出しうる。膜性部欠損とは異なり，三尖弁の心室中隔への付着部と欠損孔の間に正常の心室中隔が存在する。
　室上稜部欠損は肺動脈弁の付着部に欠損孔が位置し，食道から遠く描出しにくい。
　カラードプラ法で欠損孔を通って左室より右室へ向かうモザイクを伴う異常血流を描出できる。小さい筋性部欠損は断層法では欠損孔の描出が難しく，カラードプラ法での異常血流の検出が診断の決め手となる。
② **大動脈弁閉鎖不全症（AR）**：室上稜部欠損は欠損孔が肺動脈弁と大動脈弁の間にあるため AR をきたしやすい。カラードプラ法で AR の有無をチェックする。

先天性心疾患（Congenital Heart Disease：CHD）

7

■心室中隔欠損症（VSD）の経食道心エコー検査の Key Points

▽断層法：欠損孔（defect）の描出と部位診断

▶ 膜性部欠損は上部食道横断像（0度）で三尖弁の心室中隔付着部に欠損孔を描出しうる

▶ 筋性部欠損は中部食道横断像（四腔像）で心室中隔に欠損孔を描出しうる

▶ 筋性部欠損は膜性部欠損と異なり三尖弁の心室中隔の付着部と欠損孔の間に正常の心室中隔が存在する

▶ 室上稜部欠損は肺動脈弁の付着部に欠損孔が位置し，描出しにくい

▽ドプラ法：

1. 欠損孔を通る異常血流

▶ カラードプラ法で欠損孔を通って左室より右室へ向かう異常血流を描出

▶ 小さい筋性部欠損は断層法で描出が難しく，カラードプラ法で異常血流の検出が診断の決め手となる

2. 大動脈弁閉鎖不全（AR）の評価

▶ 室上稜部欠損は AR を合併しやすく，カラードプラ法で AR をチェック

C エプスタイン奇形（Ebstein's Anomaly）

1. 病　態

　　　本症では三尖弁の中隔尖が著明に心尖部側に偏位して付着したため，本来の右室流入路は右房化し，右室の機能は右室流出路のみで行われている。心房中隔欠損症（ASD）や卵円孔開存症を合併することが多い。

2. 経食道心エコーの適応

　　　三尖弁および右室の異常は経胸壁心エコーの心尖部四腔像で十分描出できる。しかし心房中隔欠損症や卵円孔開存症の合併が多く（50%），その評価のために経食道心エコーが適応となる。

3. 断層法・ドプラ法（図7-5）

① 三尖弁の中隔尖の著明な心尖部側への偏位（abnormal apical location of TV septal leaflet）：三尖弁の異常は図 7-5 のように中部食道横断像（四腔像）で描出できる。三尖弁の中隔尖が僧帽弁の付着部よりも 12mm（8mm/m²）以上心尖部側に付着していれば明らかに異常である。

77

II. 疾患各論

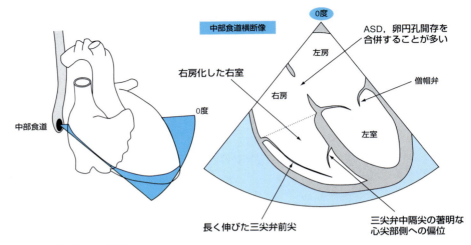

図 7-5　エプスタイン奇形

② **長く伸びた三尖弁前尖**（abnormally elongated TV anterior leaflet）：三尖弁前尖は正常の位置にあるが，異常に長く伸びているのが特徴である。
③ **右房化右室**（atrialized RV）：上記 1 のために右室流入路は右房化し，右房は巨大に見える。

4. 合併症

① **心房中隔欠損症（ASD）と卵円孔開存症**：多くの例で合併するため，合併の有無を必ずチェックする。図 7-5 のように中部食道横断像（四腔像）で容易に描出されるが，欠損孔を中心に 90 度回転した縦断像にすると欠損孔を描出しやすく位置もわかりやすい。
② **三尖弁閉鎖不全症（TR）**：変形，偏位した三尖弁のため多少とも TR を合併する。

冠動脈疾患

Coronary Artery Disease：CAD

A 冠動脈病変

1. 病因

1. **動脈硬化性**（atherosclerotic）
2. **川崎病**（Kawasaki's disease）
3. **冠動静脈瘻**（coronary arteriovenous fistula）

2. 経食道心エコーの適応

経食道心エコーでは左冠動脈主幹部病変を90%の例で診断できるが，冠動脈CTが普及し，冠動脈病変の非侵襲的評価には冠動脈CTが用いられることが多い。しかし日常の検査で左右の冠動脈起始部をチェックすることは検査医の技術向上につながる。

3. 断層法・ドプラ法

図8-1のように上部食道横断像（0〜30度）で冠動脈の起始部が描出される。左冠動脈主幹部（LMT）を大動脈の右側3時の方向に認め，左冠動脈主幹部より下方に向かう左前下行枝（LAD）と右方に向かう左回旋枝（LCX）に分岐するのも描出しうる。右冠動脈（RCA）は7時方向に認めるが，描出困難なことが多い。

① **左冠動脈主幹部の狭窄**：断層法では左冠動脈主幹部の狭窄を途脱像として70〜90%の例で描出できる。さらにカラードプラ法を用いると，狭窄部位ではモザイクを認め，90%以上の例で診断できる。shadowを引く石灰化も認めれば，強い動脈硬化があると考えられる。

② **冠動脈の拡張**：冠動静脈瘻の50%の例では冠動脈の拡張をきたす。冠動脈の起始部径が6mm以上ならば明らかに拡張している。

③ **冠動脈瘤**（coronary artery aneurysm）：川崎病では冠動脈の一部が瘤状に拡張しているのが認められる。

II. 疾患各論

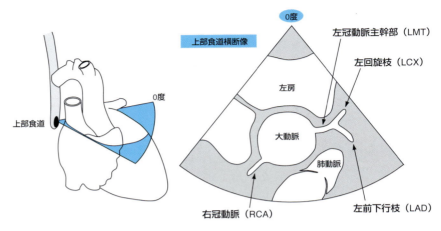

図 8-1　冠動脈の描出

B　壁運動異常（Wall Motion Abnormalities）

1. 経食道心エコーの適応

　　左室壁運動異常の評価は経胸壁心エコーで十分なことが多く，経食道心エコーが優っているとはいえない。しかし人工呼吸器装着中やバイパス術など開心術直後は経胸壁心エコーでは左室を十分描出できないことが多い。ショックや心不全例で経胸壁心エコーで左室壁運動異常を評価できない時には経食道心エコーが適応となる。

2. 壁運動異常の程度

　　冠動脈疾患では狭窄病変を有する冠動脈の支配領域に限局した壁運動異常を認め，局所壁運動異常（segmental wall motion abnormality）という。局所壁運動異常の部位より冠動脈病変を推測でき，壁運動異常の程度は以下のように分類する。

1. **低収縮（hypokinesis）**：周囲の心筋の動きに比べて明らかに壁運動が低下。定量的には左室自由壁で振幅が 10mm 以下，心室中隔で 5mm 以下とする。

2. **無収縮（akinesis）**：壁運動が欠如。同時に壁厚（thickening）も収縮期，拡張期で変化しない。壁厚の変化は壁運動より特異的とされ，動いているようでも壁厚の変化がなければ無収縮である。

3. **奇異性収縮**（dyskinesis）：収縮末期に心室壁が拡張末期よりも外側に膨隆。
4. **心室瘤**（aneurysm）：奇異性収縮との違いは拡張期にも他の左室壁より外側に膨隆していることである。

3．冠動脈の支配領域

経食道心エコーで左室壁運動を評価するには，乳頭筋レベルの経胃横断像と縦断像がよい。経胃断面像における冠動脈の支配領域は図 8-2 のようになる。

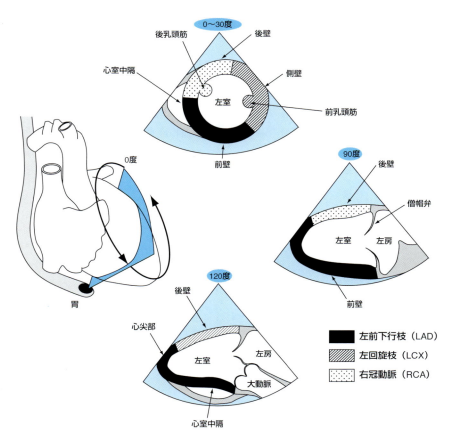

図 8-2　経胃断面像と冠動脈の支配領域

II. 疾患各論

　経胃横断像（図 8-2 上図）は経胸壁心エコーの胸骨左縁短軸像に相当する左室短軸像となり，左室壁運動を評価する上で最も重要である。左前下行枝（LAD），左回旋枝（LCX）および右冠動脈（RCA）の支配する領域をいずれも含んでいる。正しい短軸像では左室内腔は円形となるが，それには 30 度ほど断面を回転しなければならないことが多い。

　90 度回転して縦断像（図 8-2 中段図）にすると，左室は心尖部を含めた前壁および後壁が描出される。120 度の縦断像（図 8-2 下図）にすると，左室は心尖部を含めた心室中隔および後壁が描出される。

　経胃断面像では表面が粗な胃内のため探触子との接触が悪く見にくいことがある。その際は中部食道横断像（四腔像）および縦断像を用いるが，心尖部を描出するにはプローブの先端をより後屈させる必要がある。

4. 左室駆出率（ejection fraction：EF）

　断層法を用いて左室駆出率を測定するには，左室内腔を収縮期と拡張期でトレースして計算する modified Simpson 法がよい。経食道心エコーでは経胃縦断像もしくは中部食道横断像を用い，左室内腔は乳頭筋と腱索を除いた最内側をトレースする。収縮末期と拡張末期で左室内腔をトレースすれば自動的に左室駆出率が計算されるが，検査時間を短くする必要がある経食道心エコーの検査中に左室駆出率を測定することは少ない。

■術中経食道心エコー（intraoperative TEE）

　全身麻酔下の術中に左室機能をモニターする目的で経食道心エコーを施行することがある．その際は乳頭筋レベルの経胃横断像と縦断像を用いて左室壁運動を評価する．なお術中経食道心エコー検査を行なう際には，気管内挿管および全身麻酔の導入後に経食道プローブを食道内に挿入しておくとよい．消毒および滅菌した布で覆われた後では挿入は難しくなる．まず麻酔導入後の手術直前の心臓の状態をチェックし，術中はプローブの熱による食道損傷を避けるために不要な時は心エコーの電源を off にしておく．

心膜疾患 (Pericardial Disease)

Pericardial Disease

A 収縮性心膜炎（Constrictive Pericarditis）

1. 病　態

心膜炎（pericarditis）の結果として心膜の肥厚，癒着や石灰化をきたし，心臓の拡張障害を示すようになったものである。頻度としては心臓外科術後（30％）が多いが，特発性（25％）や心膜炎後（15％）も比較的多い。心臓カテーテル検査では心室内圧にて有名な "dip and plateau" 型（$\sqrt{\ }$型）波形を示す。

2. 経食道心エコーの適応

経胸壁心エコーでは心膜肥厚の有無を診断するのは困難なことが多く，信頼性に欠ける。しかし経食道心エコーでは鮮明な画像が得られるために心膜の肥厚を90％以上の例で診断できる。現在，MRIが心膜肥厚の有無および程度を診断するのに最も信頼できる方法とされるが，ペースメーカー植え込み例などMRIが不可の例では経食道心エコーの適応になる。

3. 断層法（図 9-1）

断層法で**肥厚した心膜**(thickening of pericardium)は心臓の周囲にエコー輝度の高い厚い band として認められる。

心膜肥厚の有無と程度を診断するには中部食道横断像（四腔像）がよい。中部食道横断像では収縮性心膜炎で最も肥厚しやすい右室周囲の心膜を90％以上の例で厚さを計測できる。心膜の厚さは正常では2 mm以下だが，収縮性心膜炎では心膜は肥厚して3 mm以上になる。しかし心膜の肥厚がなくても，癒着などで収縮性心膜炎をきたしうる点は要注意である。

II. 疾患各論

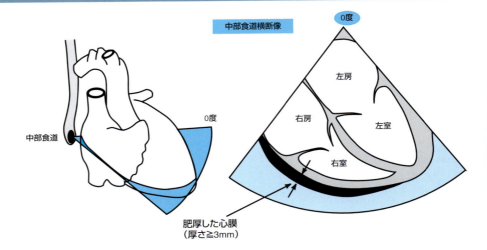

図 9-1　収縮性心膜炎

4. ドプラ法

僧帽弁口血流における拡張早期（E）波の呼吸性変動：同じ中部食道横断像（四腔像）でパルスドプラ法を用いて僧帽弁口の左室流入血流速波形を記録する。経胸壁心エコーで十分なことが多いが，僧帽弁口の左室流入血流速波形において収縮性心膜炎では特徴的に E 波の血流速度が吸気時には呼気時に比して 25%以上減少する。しかし正常例や拘束型心筋症では E 波の血流速度は呼吸性変動を示さず（＜10%），収縮性心膜炎と鑑別可能である。

推薦図書と参考文献

石塚尚子, 芦原京美：経食道心エコー図法—撮り方と診断. ベクトル・コア, 2012

大北　裕, ほか：弁膜疾患の非薬物治療に関するガイドライン. 日本循環器学会, 2012

岡本浩嗣, 外須美夫：経食道心エコー：撮り方, 診かたの基本とコツ. 羊土社, 2007

羽田勝征：新心エコーの読み方, 考え方. 中外医学社, 2015

吉川純一（編）：臨床心エコー図学　第3版. 文光堂, 2008

Abascal VM, et al：Prediction of successful outcome in 130 patients undergoing percutaneous balloon mitral valvotomy. Circulation 1990;82:448

Castello R, et al：Quantitation of mitral regurgitation by transesophageal echocardiography with Doppler color flow mapping: correlation with cardiac catheterization. J Am Coll Cardiol 1992;19:1516

Ling LH, et al：Pericardial thickness measured with transesophageal echocardiography: feasibility and potential clinical usefulness. J Am Coll Cardiol 1997;29:1317

Nishimura RA, et al：2014 AHA/ACC guideline for the management of patients with valvular heart disease: A report of the American College of Cardiology/ American Heart Association Task Force on Practice Guldelines. Circulation 2014;129:e521

Oh JK, et al：The Echo Manual. Lippincott Williams & Wilkins, Philadelphia, 2007

Shanewise JS, et al：ASE/SCA guidelines for performing a comprehensive intraoperative multiplane transesophageal echocardiography examination: recommendations of the American Society of Echocardiography Council for Intraoperative Echocardiography and the Society of Cardiovascular Anesthesiologists Task Force for Certification in Perioperative Transesophageal Echocardiography. Ahesth Analg 1999;89:870

経食道心エコー法テクニカルガイド

Silvestry FE, et al：Guidelines for the echocardiographic assessment of atrial septal defect and patent foramen ovale: From the American Society of Echocardiography and Society for Cardiac Angiography and Interventions. J Am Soc Echocardiogr 2015;28:910

Zoghbi WA, et al：Recommendations for evaluation of the severity of native valvular regurgitation with two-dimensional and Doppler echocardiography: American Society of Echocardiography Report. J Am Soc Echocardiogr 2003;16:777

index

索 引

A

aortic debris　61
aortic dissection　64
aortic regurgitation（AR）　45
aortic stenosis（AS）　40
aortic valve（AV）　10
atrial septal aneurysm　56, 63
atrial septal defect（ASD）　69

B・C・D

bicuspid　40, 45
blind zone　16

Chiari network　55
coronary artery disease（CAD）　85

deceleration time　29
doming　25, 43

E

Ebstein's anomaly　77
ejection fraction（EF）　88
embolism　60
endocardial cushion defect（ECD）　70
eustachian valve　55

F・G

false lumen　64, 65
false tendon　56

gain の調節　8

I

infective endocarditis（IE）　49
initial tear　66
intimal flap　64, 65
intraoperative TEE　39, 88

L

left atrial appendage　10, 12
left atrium（LA）　9

M

mitral regurgitation（MR）　30
mitral stenosis（MS）　24
mitral valve prolapse（MVP）　35
mitral valve（MV）　10
moderator band　56
muscular ridge　10, 58
myxoma　56

N・P

normal variants　55

paravalvular leak　53
partial anomalous pulmonary venous return（PAPVR）　70
patent foramen ovale　61
percutaneous transluminal mitral commissurotomy（PTMC）　24
pressure gradient（ΔP）　19
pressure half time　29
probe　2
prosthetic valve dysfunction　52

経食道心エコー法テクニカルガイド

R

redundancy 36
rheumatic fever 24
ring abscess 50
ruptured chordae tendineae 37, 50

S

sinus venosus defect 70
spontaneous echo contrast 27, 59
stalk 56
systolic anterior movement 39

T・V

tethering 31
thrombus 57, 59, 60
valve dehiscence 52
vegetation 49, 52
vena contracta 34, 38, 47
ventricular septal defect（VSD） 74

あ

圧較差 19, 28, 44
右房化右室 78
エプスタイン奇形 77

か

解離内膜 64, 65
感染性心内膜炎 49
冠動脈 10, 85
偽腔 64, 65
禁忌 4
クマジン稜 58
経胃横断像 11
経胃縦断像 14
経皮経管的僧帽弁交連切開術 24, 25
血栓 52, 59, 60
腱索断裂 37, 50

さ

左室 14, 87
左室駆出率 88
左心耳 10, 12
左房 9
左房内血栓 25, 57, 60
術中経食道心エコー 39, 88
上部食道横断像 9
上部食道縦断像 11
静脈洞欠損 70, 71
人工弁機能不全 52
心室中隔欠損症 74
心尖部血栓 60
心内膜床欠損症 70
心房中隔 15
心房中隔欠損症 15, 69
心房中隔瘤 63
僧帽弁 10, 12, 20
僧帽弁逸脱症 31, 35
僧帽弁狭窄症 24
僧帽弁収縮期前方運動 39
僧帽弁閉鎖不全症 30

索　引

塞栓症　60

た

大動脈　16
大動脈解離　64
大動脈弁　10, 11, 12, 21
大動脈弁狭窄症　40
大動脈弁閉鎖不全症　45
中部食道横断像　10
中部食道縦断像　13
ドーミング　25, 43

に

乳頭状線維弾性腫　57
二尖弁　43, 46
粘液腫　56

は

肺静脈　71
部分肺静脈還流異常　70, 71
プローブ　2, 5
弁口面積　27, 41
弁周囲膿瘍　50

ま・や・ら

モヤモヤエコー　27, 59

疣贅　49, 52

卵円孔開存　61
卵円窩　15, 71
リウマチ熱　24, 31

著者略歴

樅山　幸彦（もみやま　ゆきひこ）

1986 年　3 月	慶應義塾大学医学部卒業	
1986 年　6 月	東京都済生会中央病院　内科研修医	
1991 年　6 月	東京都済生会中央病院　循環器内科医員	
1994 年　9 月	英国セント・ジョージ病院留学	
1999 年　1 月	防衛医科大学校　第一内科助手	
2006 年　4 月	国立病院機構東京医療センター　循環器科医長	
2010 年　4 月	国立病院機構東京医療センター　臨床研究治験推進室長併任	

福田　芽森（ふくだ　めもり）

2011 年　3 月	東京女子医科大学医学部卒業	
2011 年　4 月	国立病院機構東京医療センター　初期研修医	
2013 年　4 月	国立病院機構東京医療センター　循環器科後期研修医	

神野　雅史（かんの　まさし）

1990 年　3 月	新潟大学医療技術短期大学部卒業	
1990 年　4 月	東京都済生会中央病院　臨床検査科	
2011 年　4 月	東京都済生会中央病院　臨床検査科係長	

・ 本書の複製権・翻訳権・上映権・譲渡権・公衆送信権（送信可能化権を含む）は，株式会社ヌンクが保有します．

・ JCOPY 〈（社）出版者著作権管理機構　委託出版物〉

・ 本書の無断複写は著作権法上での例外を除き禁じられています．複写される場合は，そのつど事前に，（社）出版者著作権管理機構（電話 03-3513-6969，FAX 03-3513-6979，e-mail: info@jcopy.or.jp）の許諾を得てください．

ニューラーナーズ
newLearners'
けいしょくどうしんえこーほうてくにかるがいど

経食道心エコー法テクニカルガイド　　ISBN978-4-7878-2306-9　C3047

2017 年　4 月 11 日　第 1 版　第 1 刷発行

定　価　カバーに表示してあります	
著　者　樅山幸彦／福田芽森／神野雅史	
もみやま ゆきひこ　ふくだ めもり　かんの まさし	
発行所　株式会社ヌンク	**発売所**　株式会社 診断と治療社
東京都大田区南六郷 2-31-1-216（1440045）	東京都千代田区永田町 2-14-2
TEL 03-5744-7187（代）	山王グランドビル 4F（1000014）
FAX 03-5744-7179	TEL 03-3580-2770（営業部）
info@nunc-pub.com	FAX 03-3580-2776
http://www.nunc-pub.com	郵便振替　00170-9-30203
	eigyobu@shindan.co.jp（営業部）
	http://www.shindan.co.jp/
	印刷・製本 株式会社 加藤文明社印刷所

©2017 樅山幸彦
Printed in Japan

検印省略
落丁・乱丁本はお取替え致します